Mi secreto
para adelgazar y estar sano

D1558163

DR. PIERRE DUKAN

MI SECRETO PARA ADELGAZAR Y ESTAR SANO

El salvado de avena

R B A

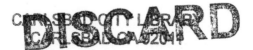

Título original francés: *Mon secret minceur et santé. Le miracle du son d'avoine*
Publicado por primera vez en Éditions J'ai Lu, 2009.
© Dr. Pierre Dukan, 2009.
© de la traducción: Araceli Herrera, 2013.
© de esta edición: RBA Libros, S.A., 2013.
Avda. Diagonal, 189 - 08018 Barcelona.
rbalibros.com

Primera edición: enero de 2013

REF.: RPRA103
ISBN:978-84-9006-484-9
DEPÓSITO LEGAL: B-27.953-2012

Contenido

Primera parte

UN ALIMENTO PARA ADELGAZAR

Segunda parte

UN ALIMENTO SALUDABLE

Tercera parte

CÓMO DEGUSTARLO EN 46 RECETAS

Prólogo

Cómo llegó a mi vida
el salvado de avena

El salvado de avena llegó a mi vida por una de las puertas que tienen acceso directo a mi corazón: mi hija Maya.

Siendo adolescente, como todas las adolescentes de hoy en día, se veía un poco más rellenita de la cuenta y, de vez en cuando, reclamaba la ayuda de su padre nutricionista. Ella quería la dieta milagrosa que lo resolviese todo en pocos días.

Una mañana me la encontré registrando las alacenas y el frigorífico en busca de algo apetitoso que llevarse a la boca y dispuesta a darse un homenaje, aun a sabiendas de que después se iba a arrepentir. Maya me hizo el honor de pedirme que eligiera algo por ella.

«¿Y si te preparo una crepe?». La palabra *crepe* resonó en la memoria de la adolescente. ¿A quién no le apetece una crepe? ¿Conoce usted a mucha gente que pueda afirmar tranquilamente: «No me gustan las crepes»? Redondas, doradas, tiernas y crujientes a la vez, saladas o dulces, las crepes despiertan, irremediablemente, los deseos y los deliciosos recuerdos del día de la Candelaria o de las meriendas de la infancia. Pertenecen a la categoría de los alimentos para «regalar», de las recetas para obsequiar a los demás o a uno mismo. Se necesita un poco de tiempo para preparar crepes, y este proceso puede llegar a convertirse, además, en un momento divertido y excepcional. Haga la prueba. Propóngale a alguien querido, ya sea un niño o un adulto: «¿Qué te parece si te preparo una crepe?». Enseguida verá el brillo de su mirada y la gran sonrisa que le ilumina la cara.

Mientras buscaba la harina, me encontré un paquete de salvado de avena que me había traído de Estados Unidos, seducido por la afirmación «Bueno para el corazón».

En un santiamén, tenemos una sartén calentándose y tres gotas de aceite que extendemos con una servilleta de papel para que la masa no se pegue.

Dejándome llevar por la inspiración del momento, casco un huevo, añado una cucharada de queso fresco desnatado y cojo, bajo el efecto de un impulso secreto e intuitivo, el paquetito de Oat Bran que llama mi atención en el estante.

Y lo mezclo todo bien.

Apoyada en mi hombro, mi hija abre un bote de edulcorante y añade una nube de polvo blanco. Lo batimos todo y, en el último momento, añado un poco de leche para ligar la masa y unas gotas de vainilla para darle más sabor.

¡Y listo! La masa va directa a la sartén caliente. Dos o tres minutos por cada lado, y ya tenemos una crepe dorada, grande y un poco más gruesa que una crepe «clásica».

El precioso plato blanco de las grandes ocasiones acoge esta maravilla que también nos recuerda lo mucho que se disfruta con un blini o un *pancake*. Maya saborea cada bocado, y se vuelve a servir. ¡No recuerda haber disfrutado tanto desde que tiene uso de razón! Y yo debo reconocer que no voy a ser menos, y me deleito también con una deliciosa crepe.

¿Y qué pasó a continuación?

Esta receta se convertiría en uno de los pilares de mi método de adelgazamiento, y en uno de los tres elementos básicos de su plan de estabilización.

Quizás este sea el momento ideal para recordar la forma en que he ido elaborando y mejorando el método Dukan a lo largo de los años.

He tenido la fortuna de haber sido el creador de la primera dieta francesa a base de proteínas alimentarias. En aquella época se pensaba que adelgazar era un fin en sí mismo y que, una vez alcanzado el peso ideal, ¡bastaba con un poco de voluntad para mantenerlo!

Por aquel tiempo, yo era joven y compartía esa ingenua creencia, orgulloso de ofrecer una dieta que se salía del clásico recuento de calorías bajas y que les permitía a mis pacientes comer sin límite alguno de los 72 alimentos ricos en proteínas que yo les proponía.

Pero muy pronto llegó la decepción, y fue necesario añadir verduras de forma alternativa.

Esta fase llamada «de crucero» permite alcanzar rápidamente, sin esfuerzo alguno y con la mínima frustración posible, el peso que nos hayamos propuesto.

La decepción fue doble al comprobar que el peso perdido, debido a la facilidad para volver a caer en los malos hábitos y a la atracción que sentimos por los alimentos «reconfortantes», se recuperaba de forma muy rápida.

Para no presenciar cómo caían en saco roto los esfuerzos de mis pacientes, levanté una «muralla» para que no hubiera vuelta atrás; se trataba de una fase de consolidación que pretendía evitar que recuperaran el peso perdido. Mi experiencia y el hecho de darme cuenta de lo rápido que se recuperaban los kilos perdidos me llevaron a establecer en este período una dieta de consolidación de diez días por cada kilo perdido.

La fase de consolidación ya supuso un gran paso hacia delante, puesto que la recuperación del peso era menos habitual y más lenta, aunque esta resultara todavía demasiado frecuente para mi gusto.

Entonces tomé la decisión que le dio a mi dieta su auténtica dimensión (un plan completo y duradero): establecí una estabilización definitiva basada en tres medidas simples, firmes, eficaces y muy poco frustrantes pero que no se podían negociar, entre las que se encontraba el famoso jueves de proteínas.

Mi dieta, en su etapa adelgazante, es decir, durante las dos primeras fases (ataque y crucero), está basada en dos componentes fundamentales: los animales de carne magra —la carne y el pescado— y los vegetales con pocos azúcares y mucha fibra, así como las hortalizas.

La legitimidad y la eficacia de esta dieta proceden de los orígenes de la alimentación humana, de su etapa fundadora, la del cazador-recolector. Aunque la cultura y el modo de vida de un ciudadano del siglo XXI están saturados de técnicas digitales, su cuerpo y su fisiología siguen siendo muy similares a los del hombre primitivo. Y puesto que las condiciones del nacimiento de una especie están siempre en simbiosis con su medio ambiente, elaboré mi dieta con la intención de que, al recordar los orígenes, la tarea de la persona que pretenda hacer la dieta resulte lo menos frustrante posible.

Tras haberse convertido en la actualidad en un método global, esta dieta —por lo que yo sé, y por muy poco modesto que pueda parecer— es la dieta de adelgazamiento más simple, más natural, más rápida, más eficaz, y también la que permite perder peso de manera definitiva. En pocas palabras: la que yo le habría prescrito a mi hija si ella hubiera necesitado adelgazar.

Pero esta dieta, elaborada y perfeccionada a lo largo de mis treinta años de experiencia diaria con el sobrepeso, ha tenido durante mucho tiempo el inconveniente de la escasez de glúcidos, de la ausencia —durante las fases de ataque y de crucero— de cereales y alimentos feculentos.

La mayoría de mis pacientes, entusiasmados por el éxito de los primeros resultados, al principio de la dieta no sienten la necesidad de ingerir glúcidos, pero, al prolongarse la dieta, y como los últimos kilos son los más difíciles de perder, les acaban apeteciendo un delicioso pan crujiente, unas nutritivas pastas, patatas o arroz... En definitiva, cualquiera de los alimentos que te calman el hambre al mismo tiempo que te reconfortan. Por supuesto, ello se debe a que estos alimentos nos recuerdan los hábitos alimentarios y los sabores de nuestra primera infancia (a los niños les gustan de forma incondicional las patatas fritas, los purés, los fideos y los cuscurros de pan), ya que estos alimentos ricos en glúcidos son también «incitaciones de placer regresivo». Más incluso que sus cualidades nutricionales, lo que los hace tan apetitosos y tan eficaces a la hora de saciarnos y garantizarnos placer es su carga afectiva. De todas formas, volveré a hablar acerca de este dato psicológico esencial más adelante.

El salvado de avena, al introducirse en el santuario de mis alimentos permitidos, eliminó esa compulsión y mejoró de forma considerable la duración y la eficacia de la dieta.

Mis pacientes personales —aquellas personas a quienes yo hacía un seguimiento en la consulta— fueron los primeros en beneficiarse de ello. Posteriormente, los foros se apropiaron del descubrimiento y el salvado de avena se convirtió en un alimento para perder peso. En la actualidad, basta escribir en Google «galette Dukan» (torta Dukan) para ver cómo aparecen más de 19.000 entradas.

¿Un milagro?

Esta palabra suena rara cuando el que la escribe es un médico, sobre todo cuando él mismo forma parte del propio título de su obra.

¿Por qué tantos elogios y tanto entusiasmo?

Simplemente porque *milagro* es la palabra exacta. El salvado de avena constituye una especie de prodigio, máxime cuando sus acciones, sus efectos y su poder contrastan con su modesta apariencia y su bajo coste.

Se trata de un alimento que interviene positivamente en los cuatro ámbitos más importantes de la prevención actual de la salud, puesto que tiene una acción directa, franca y científicamente comprobada en los dos principales «homicidas» de los tiempos modernos: el colesterol y el cáncer. Y también en otros dos factores de riesgo de primer orden: la temible diabetes y el sobrepeso, que repercute en los otros tres.

¿Qué medicamento, qué otro alimento puede vanagloriarse de ejercer una acción semejante? Todavía me falta demostrarle lo que le estoy anticipando, y este libro, entre otras cosas, se ha escrito para eso.

Pero usted me dirá que yo no he inventado el salvado de avena. Una panacea de estas características habrá atraído desde hace mucho tiempo la atención de dietistas y médicos, cardiólogos, oncólogos, endocrinos especializados en la diabetes, etc.

Eso es totalmente cierto, pero cada uno lo ha observado desde su punto de vista, en el ámbito exclusivo de su especialidad.

Los cardiólogos estadounidenses le conceden una importancia incuestionable al autorizar a los distribuidores de avena completa, incluido el salvado, a que pongan en el envase de sus productos la referencia «Bueno para el corazón». Y la Food and Drug Administration, conocida por su rigor, le ha concedido por primera vez a este alimento la categoría de «nutricamento».

Los endocrinos especializados en la diabetes reconocen la importancia que tienen las fibras solubles —el salvado de avena y la pectina— a la hora de reducir la velocidad de asimilación de los azúcares. Un azúcar rápido adherido a las fibras solubles se convierte en un azúcar lento, cuya aparición en la sangre aumenta la glucemia de forma menos rápida y con menor intensidad.

Los oncólogos fueron los primeros en descubrir que todas las fibras, solubles o no, protegían contra el cáncer, y esto a pesar de que nuestra alimentación está industrializándose cada vez más, y sobrecargándose de productos que nuestros intestinos no eliminan deprisa.

Los gastroenterólogos saben por experiencia que las fibras, sobre todo las solubles, son sustancias no asimilables y cargadas de agua que les dan consistencia y volumen a las heces, regulando de forma natural el tránsito intestinal.

Pero todas estas acciones del salvado de avena, cuya lista le atribuye la apariencia de una auténtica panacea, no le interesaban a nadie, porque cada disciplina médica las utilizaba a su manera y para sus propios fines, enmascarando de este modo su interés general.

Para que al salvado de avena se le diera su justo valor, se necesitaba algo más que la lista de sus beneficios (que ya resultaba de por sí interesante); se necesitaba un argumento «de peso», un hilo «conductor» e incluso apasionante. Yo he logrado aportar este argumento al revelar otra acción psicológica del salvado de avena, otro campo de la terapéutica, en apariencia menos dramático, en el que es esencial: el problema del sobrepeso, un problema contra el cual la medicina mundial parece no tener armas, y en el que incluso se muestra poco implicada.

En efecto, para cualquier médico, aumentar de peso, dentro de unos límites razonables, no es una enfermedad. Sería incluso más bien un síntoma de buena salud, puesto que un cuerpo que aprovecha plenamente lo que come está considerablemente más sano que un cuerpo que pierde peso sin razón alguna.

Los médicos se ocupan del sobrepeso cuando este es lo suficientemente considerable y se viene arrastrando desde hace tanto tiempo que puede ocasionar complicaciones patológicas.

Sin embargo, en el ánimo de la gente la salud pocas veces es el factor más importante a la hora de percibir el sobrepeso.

El hecho de engordar se vive como una desgracia estética,

una carga física, una prueba difícil de soportar y, para la gran mayoría de las personas con sobrepeso, conlleva una vida de sufrimiento.

Todo lo que pueda ser un bálsamo para este sufrimiento tiene sentido y, por lo tanto, hago un llamamiento a todos aquellos que estén relacionados con el sobrepeso —médicos, periodistas, cocineros, especialistas en comidas preparadas, industriales del sector alimentario, profesionales de la salud y, en primer lugar, a las propias personas con sobrepeso— para que entiendan bien la milagrosa importancia del salvado de avena.

Este salvado tan especial no es un simple alimento, sino un auténtico concepto alimentario.

Por tanto es conveniente detenerse en lo que constituye el principio activo del salvado de avena, lo que sostiene y explica todas sus acciones de prevención: sus fibras solubles.

Este aparatado no va a ser un curso de química complejo, hermético y aburrido: simplemente me voy a limitar a exponer hechos claros y simples. De todas formas, los resultados hablan por sí solos.

Como es natural, a continuación voy a recordar su acción sobre el peso, su fascinante papel de reductor de calorías, de «contraalimento», que conlleva una auténtica «pérdida de calorías». Este hecho prácticamente lo eliminó de la alimentación para siempre en el mundo de penurias que predominó hasta finales del siglo XIX, pero, en la actualidad —como resultado de la abundancia y de sus consecuencias paradójicamente funestas sobre la salud y el bienestar— constituye un alimento muy provechoso.

Se trata de un alimento para adelgazar, pero también de un alimento saludable, ya que resulta especialmente beneficioso para los que tienen miedo al colesterol o una diabetes que ya se ha manifestado o que se está manifestando o que podría manifestarse dada una tendencia familiar a esta.

Ya nunca más caerán en el olvido las personas que tienen una tendencia genética al cáncer, sobre todo al de colon, ni todas aquellas cuyo tránsito intestinal se ha vuelto perezoso por falta de fibra y actividad.

Introducción

¿Qué es el salvado de avena?
Sus fibras, el núcleo de su acción

Durante mucho tiempo, la avena, un cereal con el que no se puede hacer pan, ha sido considerada en Europa, donde el pan es un alimento sagrado, un cereal pobre e inferior, reservado para alimentar a los caballos y rellenar colchones.

La avena, igual que el trigo y la mayoría de los cereales, tiene un grano noble y concentrado de energía de reserva, y un recubrimiento, una membrana de protección, algo así como el huevo dentro de su cáscara.

En lo referente a la nutrición, el aporte energético de la avena se concentra en el grano, que es la parte de reserva de la planta. Y es del grano de donde se extrae la harina de avena, los clásicos copos de avena. Por tanto, no hay que confundir el salvado con los copos.

A diferencia del mercado tradicional, que se interesa esencialmente por el grano y por sus calorías, lo que a mí me encanta de la avena es el salvado, la cáscara rústica de la avena, el «no alimento». ¿Por qué es un «no alimento»? Porque los humanos no tenemos —a diferencia de los rumiantes y los herbívoros— las enzimas necesarias para suprimir sus largas cadenas y asimilarlo.

Lo que le confiere al salvado de avena esa categoría tan especial, por la que este libro merece la pena, es precisamente el hecho de que atraviesa todo nuestro tubo digestivo, desde la boca —donde se impregna de saliva— hasta el colon —donde lleva a cabo a la perfección su papel de henchimiento—, resistiendo todos los tratamientos físicos y químicos que experimenta a lo largo de ese trayecto.

Una vez que llega al intestino delgado, donde el organismo va a buscar nutrientes y calorías, las fibras del salvado de avena, solubles, cargadas de agua y extremadamente viscosas, desempeñarán un papel prodigioso: el famoso milagro del salvado de avena.

¿Qué es lo que resulta tan original y tan valioso de este recubrimiento que constituye el salvado?

Las fibras. Pero atención, no cualquier fibra...

En el reino vegetal, hay dos clases de fibras, las fibras solubles —que se pueden disolver en agua y empaparse de ella— y las fibras insolubles. Las fibras del salvado de trigo y de la mayoría de los vegetales son insolubles. Las del salvado de avena son solubles en agua igual que las de la pectina de manzana. Las fibras de la pectina tienen propiedades similares a las del salvado de avena, pero resultan considerablemente más difíciles y complicadas de extraer, y aún más de separar del azúcar de la fruta.

No obstante, la pectina ha asegurado el potencial medicinal de la manzana, que se resume a la perfección en el célebre dicho inglés: «One apple a day keeps the doctor away», lo cual demuestra que los británicos, desde mucho tiempo atrás, ya habían advertido en la manzana cualidades que la farmacología moderna ha confirmado.

Las otras fibras, las insolubles, como las del salvado de trigo, son mucho menos provechosas. Si bien es cierto que calman el hambre y aceleran el tránsito intestinal, resultan mucho más irritantes para los cólones sensibles, lo cual limita su uso.

Volvamos con las fibras solubles del salvado de avena. ¿En qué consisten su acción protectora y su utilidad?

La solubilidad que las caracteriza les proporciona la posibilidad de absorber líquidos, la capacidad de cuajar y una gran viscosidad al tacto. Estas valiosas fibras actúan como esponjas, tienen su misma composición y pueden absorber en sus alvéolos hasta treinta veces su volumen de agua.

Si pone usted salvado en agua o en leche, obtendrá una especie de mezcla parecida a las gachas, muy diferente de la que obtiene con el salvado de trigo que irá a parar al fondo del vaso.

Si examina en el microscopio una gota de salvado de avena en disolución, descubrirá una red cruzada de alvéolos que delimitan unos espacios cerrados donde el agua se queda atrapada, independientemente del elemento soluble que haya utilizado.

En el tubo digestivo, a la salida del estómago, se encuentra el intestino delgado, un canal largo y estrecho de diez metros de longitud adonde el cuerpo va a buscar los nutrientes, las calorías y todas las sustancias que lo mantienen con vida. Es el punto de contacto entre el mundo exterior y el mundo interior, entre los alimentos y la sangre.

En el intestino delgado, los alimentos ya han experimentado la masticación y la salivación, y después la trituración mecánica en un medio ácido como es el del estómago. A continuación experimentan el ataque químico de la bilis, que los limpia de grasas, y del jugo pancreático, que destruye sus largas cadenas de proteínas. Este trabajo es esencial porque a la sangre no pasa nada que no haya sido previamente descompuesto en cuerpos elementales indivisibles. De este modo, las proteínas terminan en ácidos aminados, las grasas (lípidos) en ácidos grasos y los azúcares (glúcidos) en preglucosa.

En este estadio ya no se encuentra ningún rastro reconocible de alimentos; es el último estadio del bolo alimenticio, una especie de papilla líquida más o menos espesa según los alimentos ingeridos y el contenido de líquidos de la comida.

Es el momento crucial en el que, finalmente, el cuerpo podrá servirse, a través de la absorción, de los elementos básicos de los cuales podrá extraer energía y materiales de elaboración o reparación.

¿Qué ocurre si pone salvado de avena en ese bolo alimenticio? La constelación de alvéolos se desplegará y absorberá treinta veces su volumen inicial. En estos alvéolos habrá nutrientes y calorías que han logrado entrar pero que, al quedarse adheridos, tendrán problemas para salir. Estos elementos se encuentran atrapados, enganchados.

Estas fibras y la carga que transportan atravesarán los diez o doce metros del intestino delgado. Este tratará de apoderarse de su jugo nutritivo, pero no tendrá mucho éxito. Cuando el salvado salga del intestino delgado para pasar al colon grueso, se habrá alcanzado el objetivo. El colon ya no tendrá ningún poder sobre las calorías y su papel se limitará a la extracción lenta del agua con el fin de resecar la sustancia del bolo alimenticio para elaborar sus heces.

Además, al salir del colon y del organismo, estas heces conservan gran parte de las fibras de salvado de avena en los alvéolos cargados de nutrientes y de calorías. Y en ello radica precisamente la beneficiosa acción del salvado de avena: en su acción de «detector absorbente», capaz de evitar que los alimentos pasen a la sangre.

A continuación descubriremos cómo actúa esta capacidad de «captación» en la raíz misma de todos los metabolismos, tanto en los azúcares como en las grasas y en las proteínas; es decir, en el conjunto de las calorías transportadas.

UN ALIMENTO PARA ADELGAZAR

El salvado de avena es el único alimento natural que puede reivindicar la categoría de «alimento para adelgazar». Si me baso en mi larga experiencia personal y en las de miles de testigos en Internet, en la actualidad es posible considerar ya el salvado de avena como un alimento que ayuda a adelgazar y, tal vez y todavía más, a mantener el peso alcanzado.

Aunque la pérdida de calorías debidas al consumo de salvado de avena sea modesta, es real, no implica ningún peligro y se puede renovar.

Su acción se despliega entorno a tres ámbitos:

- Retiene una pequeña parte de las calorías alimentarias y disminuye el valor calórico de la comida.
- Aumenta treinta veces su volumen de agua en el estómago, y ejerce una acción mecánica de saciedad y hartazgo.
- Se presta a poder utilizarse con facilidad en una cantidad innumerable de recetas dulces y saladas, gracias a su consistencia y a su sabor.

Acción de reducción alimentaria

Comer salvado de avena reduce los beneficios que usted obtendría de los alimentos consumidos. Desde este punto de vista, se puede considerar que el salvado de avena es un contraalimento. Sus fibras salen del organismo más enriquecidas de lo que entraron en él. El salvado se apodera de parte de las calorías de los alimentos a los que acompaña, y evita que estas pasen a la sangre.

Volvamos de nuevo sobre su tan prometedor mecanismo de acción.

En la boca y en el estómago, el salvado de avena sufre el ataque de la trituración y la acidificación, pero ello no altera su composición porque nuestro organismo no dispone de las enzimas necesarias para su digestión.

En torno al salvado de avena, el bolo alimenticio se vuelve fluido y, cuando se abre el píloro (es decir, el orificio que hace que se comuniquen el estómago y la entrada del intestino delgado), el salvado disuelto en el bolo alimenticio pasa junto a este al «santuario» de los intercambios entre el cuerpo y el medio externo. Entonces sufre el doble ataque de la bilis segregada por el hígado y del jugo pancreático. Al salir de esta onda química, el bolo alimenticio ya solo contiene una mezcla de los tres nutrientes universales —proteínas, lípidos y glúcidos— con sus partes elementales totalmente descompuestas y preparadas para pasar a la sangre. Es ahora cuando las fibras del salvado de avena interceptarán la asimilación; es decir, le van a bloquear el paso.

¿EN QUÉ SE CONVIERTEN LAS PROTEÍNAS?

Este nutriente de origen principalmente animal (carnes, pescados y derivados), pero también vegetal, está compuesto por largas cadenas de enlaces covalentes. De todos los enlaces entre eslabones elementales, estos son los que resisten con mayor intensidad.

Esta es una buena ocasión para que explique uno de los principales beneficios de las proteínas dentro de la estrategia de la lucha contra el sobrepeso. Las proteínas tienen una gran importancia en el método de adelgazamiento he ido desarrollando año tras año. Descomponer cadenas de alimentos en eslabones elementales es una función que varía considerablemente según los alimentos y la base de sus enlaces. Esta función puede alcanzar un 30% de las categorías transportadas. Pongamos el ejemplo de un filete de buey de 250 calorías. El simple hecho de descomponer sus largas cadenas para conseguir que sus ácidos aminados pasen a la sangre le costará a nuestro organismo casi 70 calorías, lo cual significa que usted habrá conseguido que su filete sea más «ligero» de forma natural, y solo le aporte realmente 180 calorías.

Los químicos denominan a esta pérdida de calorías VDS (valor dinámico específico) del alimento. Este valor es muy bajo para algunos azúcares de los llamados «rápidos»; cuando nos llevamos a la boca un terrón de azúcar, este se deshace fácilmente y se resiste muy poco a la digestión. Al llegar al intestino delgado, solo se necesitarán dos calorías para descomponerlo. Su valor dinámico es del 5% por 40 calorías; es decir, 38 pasarán a la sangre en forma de glucosa. Los azúcares complejos como las pastas, las leguminosas, las lentejas o los guisantes resisten más y pasan de forma menos rápida y menos intensiva a la sangre; el coste de este «paso» puede alcanzar el 12%.

En cuanto a la materia grasa, su valor dinámico es del 10%.

Entenderá ahora la importancia fundamental de utilizar proteínas para adelgazar...

Además, debe saber que cuando consume un trozo de carne, pescado o ave, las proteínas que componen estos alimentos tienen una estructura y una sucesión de ácidos aminados que son propios de cada especie. Pero, sea cual fuere la especie, sus proteínas se unen con los mismos ácidos aminados. Son veinte, ocho de los cuales se denominan «esenciales»; solo su composición se diferencia de una especie a otra.

Una vez descompuestas y asimiladas por la sangre, las ex proteínas de pato, por ejemplo, se asimilan a las propias de la especie humana para convertirse en proteínas humanas. Y si algún día usted fuera devorado por un león, este haría lo mismo con sus proteínas: transformaría las proteínas humanas en proteínas de león. Este trabajo de recomposición o asimilación también tiene un «coste» calórico.

Por lo tanto, recuerde que las proteínas son el nutriente que mejor se adapta a la estrategia de adelgazamiento, y precisamente por esta razón las he convertido en la «punta de lanza» de mi dieta.

¿EN QUÉ SE CONVIERTEN LOS AZÚCARES?

Existen dos clases de azúcares: los azúcares simples y los azúcares complejos.

Los azúcares simples son los que tienen un sabor dulce. Se

trata de combinaciones de algunas moléculas elementales. Entre estos azúcares están, principalmente, la sacarosa del azúcar de mesa, la fructosa de la fruta y la lactosa de la leche.

Los azúcares complejos son conglomerados de un gran número de moléculas que se encuentran en los cereales o en los alimentos feculentos. Sus cadenas son largas, lo cual explica que tarden en descomponerse, de ahí que se los denomine «azúcares lentos».

El elemento básico último de los azúcares es la glucosa. No será ninguna sorpresa comprobar que la glucemia —nivel de glucosa en sangre— se eleva de forma más o menos rápida según el alimento de la familia de los glúcidos que se consuma. La miel, los copos de maíz y el pan de molde entran en tromba en la sangre elevando la glucemia de forma violenta, mientras que los azúcares lentos pasan a la sangre a medida que se van descomponiendo y, como lo hacen lentamente, el aumento de la glucemia es progresivo, lo cual evita los picos de hiperglucemia.

Estos picos son peligrosos para el organismo, principalmente para los diabéticos y las personas con sobrepeso. ¿Por qué? Porque cuando la concentración sanguínea supera un gramo por litro, la glucosa se vuelve irritante, después agresiva y, por último, nociva para todas las arterias, tanto las arteriolas como las arterias principales, ¡y consigue el mismo efecto que si metiera azúcar en el depósito de su automóvil!

Para prevenir este peligro, el organismo recurre al páncreas, que fabrica insulina, una hormona cuya función es la de llevar el exceso de glucosa sanguínea a dos lugares de almacenamiento naturales: el hígado y los músculos.

El diabético, precisamente, tiene un páncreas defectuoso que no segrega suficiente insulina y que cada vez presenta más dificultades para absorber el exceso de glucosa. De forma lenta pero segura, la sangre con demasiado azúcar acabará dañando su «recipiente» —el corazón y los vasos de todos los órganos que reciben sangre: los del riñón, los ojos, los miembros inferiores y el cerebro—, lo cual explica su inmensa capacidad para dañar nuestro organismo; una capacidad que, por desgracia, es molesta y progresiva, una auténtica bomba de efecto retardado que, cuando explota, explota por todas partes al mismo tiempo.

En lo referente al sobrepeso, la insulina nos hace aumentar de peso por dos razones:

- La insulina facilita que las grasas se almacenen. Cuanta más insulina hay en la sangre, más se juntan y almacenan las grasas.
- La insulina da hambre. El picoteo de cosas dulces elevará la glucemia de forma brutal y obligará al páncreas a defender el organismo con grandes cantidades de insulina y a mantener el apetito. Se trata de un auténtico círculo vicioso.

Ahora bien, las fibras del salvado de avena tienen la capacidad de reducir la velocidad con la que los azúcares pasan a la sangre y, por consiguiente, la insulina también se fabrica más lentamente. Dichas fibras protegen el páncreas del diabético y permiten reducir el aumento de peso de la persona a la que le gustan los glúcidos.

Al final de la digestión, en el bolo intestinal se queda estancada la glucosa que se dispone a atravesar la barrera sanguínea. En este jugo azucarado el salvado actuará tejiendo su red para disminuir la velocidad a la que la glucosa pasará a la sangre, con lo cual se evitarán los famosos picos glucémicos que debilitan el páncreas.

Los cuerpos grasos constituyen el tercer nutriente que se procesa a lo largo de la digestión. Debe saber que solo hay tres nutrientes, ¡a la naturaleza le gusta ahorrar! Los lípidos o cuerpos grasos se consumen en forma de grasas animales o vegetales, ya sean puras como el aceite o en forma de grasas ocultas (en la repostería, los quesos o los embutidos). La digestión se encarga de reducirlas a sus componentes elementales, los ácidos grasos.

De paso, no olvide que la grasa, ya sea vegetal o animal, es el elemento que permite retener y almacenar el máximo de calorías en el mínimo espacio. La grasa de las plantas o de los animales constituye una reserva de calorías acumuladas y almacenadas, como su propia grasa. Cuando consuma lípidos, piense que está comiendo grasa que pertenece a otros seres, ya sean animales o vegetales, y que es la misma grasa que trata de perder cuando hace dieta.

Por tanto es evidente que, para perder grasa, lo primero que hay que hacer es no alimentarse con la grasa de otras especies.

Volvamos a nuestros últimos grasos ácidos, los que se producen durante la descomposición final de las grasas. Cuando estos llegan al intestino delgado, totalmente preparados para atravesar la mucosa con el fin de pasar a la sangre, las fibras del salvado de avena los atrapan en las mallas de su gel viscoso, reducen su tránsito y logran arrastrar consigo una pequeña parte en las heces.

Las fibras de salvado de avena han acompañado a los alimentos a lo largo de toda su transformación física y química. Una vez que las fibras llegan al intestino delgado forman con dichos alimentos una solución en el bolo intestinal al entrar en contacto con ácidos aminados, ácidos grasos y glucosa.

En el trayecto digestivo, las fibras de salvado de avena han tenido tiempo de abrirse, de distenderse y de formar unas vacuolas muy grandes impregnadas de los tres nutrientes y de agua. Si sabemos que una cucharada sopera de salvado de avena absorbe treinta veces su volumen, imagínese lo que absorben todos esos miles de vacuolas cargadas de calorías.

Al final del estómago, empieza el intestino delgado, que tiene una longitud de más de diez metros.

A falta de salvado de avena, la parte esencial de lo que ha quedado disuelto y reducido al estado de elementos básicos pasa de forma precipitada la frontera intestinal, puesto que no se trata de un filtro, de un simple colador, sino de un sistema de absorción cuya potencia no es más que el reflejo del hambre que usted tiene y de sus necesidades energéticas.

El trayecto que recorre el intestino delgado recuerda al desplazamiento de una cinta de correr por donde avanza la papilla alimentaria. Como el cuerpo solo dispone de un tiempo limitado para aprovecharse de ello, absorbe ávidamente todo lo que puede extraer.

ES ENTONCES CUANDO INTERVIENE EL MILAGRO DEL SALVADO DE AVENA

Sus vacuolas viscosas retienen los nutrientes y las calorías de las que están impregnadas y, de esta manera, resisten la potencia de absorción del cuerpo. Y, como el salvado no se puede asimilar, no se ve afectado por dicha absorción. Por tanto, puede seguir avanzando hasta el final del intestino delgado.

Las fibras y su carga calórica pasan entonces al colon. El intestino grueso tiene una única función: absorber los residuos y los desechos que ha abandonado el intestino delgado. El colon absorbe el agua y aspira lo que queda de los nutrientes para transformarlos en heces moldeadas.

Aquí interviene otra propiedad de estas increíbles fibras. Del mismo modo que las fibras del salvado de avena habían resistido la fuerza de la absorción del intestino delgado, también resistirán la del colon y retendrán una parte del agua de la que está impregnado. Al actuar de este modo, garantizarán que las heces presenten una determinada carga de humedad y, por tanto, un determinado volumen, lo cual les facilitará el tránsito intestinal y la lucha contra el estreñimiento.

Por último, una vez que llega al colon, los residuos de las fibras del salvado de avena y de su contenido, que han resistido la función de destrucción y asimilación de los dos intestinos, salen del organismo mezclados con las heces.

En estas heces encontraremos agua, en una cantidad ligeramente mayor que cuando no hay salvado de avena y, sobre todo, los nutrientes y las calorías que se han «robado» durante el proceso digestivo. Los análisis practicados en las heces que contienen fibras solubles de salvado de avena o de pectina revelan, sin duda alguna, más calorías que cuando dichas fibras no están presentes. Por tanto, podemos afirmar que estas calorías se han extraído de la ración ingerida, que esta extracción se ha llevado a cabo después de la ingesta y la digestión de los alimentos, y que no ha modificado en absoluto el placer de la alimentación ni ha alterado la digestión. Simplemente, ha tenido lugar una pequeña «desviación» de calorías. Pequeña, es verdad, pero que se repite en cada comida ingerida a lo largo de la dieta de adelgazamiento, especialmente en el momento crucial de la estabilización, y esto durante todo el periodo de tiempo que se intente mantener el peso alcanzado.

Algunas personas dirán: «Si el salvado puede evacuar calorías y nutrientes, debe evacuar también sales minerales y vitaminas y, tal vez, incluso medicamentos».

Pues sí, es cierto, pero esa extracción, como acabo de comentar, resulta insignificante y no basta para modificar el equilibrio vitamínico y medicinal del bolo alimenticio. En algunos casos delicados, sin embargo, es necesario saberlo para adaptar la alimentación.

Por ejemplo, para las personas que padecen espasmofilia y los tetánicos hipersensibles a la cantidad de magnesio que ingieren, basta con que se intente aumentar el aporte de magnesio. Beber todos los días dos vasos de agua Hepar® es más que suficiente.

En el caso de las mujeres que están en la menopausia y que corren el riesgo de sufrir osteoporosis, es conveniente aumentar ligeramente el consumo de productos lácteos y beber agua Insalus, que es rica en calcio.

En cuanto al potasio, no tiene consecuencia alguna, porque la alimentación raramente presenta un déficit de este elemento.

En lo referente a las vitaminas, las pérdidas son ínfimas y, por lo general, la compensación resulta inútil salvo en el caso de que existan carencias extremas.

Por último, en el caso de las personas que siguen una dieta de adelgazamiento prolongado pobre en materia grasa, solo será necesario controlar el aporte de vitamina E. Basta, pues, una cucharadita de café de aceite de girasol a la semana para compensar un consumo notable de salvado de avena. En cuanto a la vitamina A, su aporte está asegurado gracias al caroteno que suministran las verduras, y la vitamina D nos la proporcionan el sol y los pescados grasos.

En lo que respecta a los medicamentos, su asimilación se reduce de forma tan insignificante que no influye en las dosis que se utilizan habitualmente. Pero como existen fanáticos del salvado de avena capaces de consumirlo en dosis excesivas —he conocido a pacientes que se comían un paquete al día—, se aconseja, cuando se trate de un medicamento importante e indispensable, tomarlo una hora después de haber consumido el salvado.

Estos pequeños inconvenientes, que se pueden evitar fácilmente y que afectan a muy pocas personas —las que consumen salvado de avena de forma excesiva y además toman medicamentos poco habituales—, no nos deben hacer olvidar el inmenso interés de este alimento, el más eficaz de todo el patrimonio alimentario humano, y sin duda más eficaz que la mayoría de complementos alimenticios o incluso que algunos medicamentos.

Las fibras solubles del salvado de avena ejercen, pues, una acción muy poco frecuente: la de la «fuga» de calorías con respecto a la energía consumida. El salvado de avena permite el prodigio de lograr que su alimentación sea más ligera y de reducir, de forma modesta pero segura, la factura energética de su alimentación.

Al final de este capítulo sobre el papel esencial que desempeña el salvado de avena en el control del sobrepeso, me gustaría comentar que, actualmente, podemos encontrar en Internet, en la comunidad Dukan, un número impresionante de páginas web, blogs y foros donde muchas mujeres de buena voluntad describen a través de un menú lo que saben y lo que consiguen hacer con el salvado de avena. Muchas lo hacen con un simple texto, otras con fotos, y otras incluso con vídeos.

Si necesita ayuda, entre en la página www.dietadukan.es, donde encontrará el foro oficial en español con todas las recetas. Y si prefiere un seguimiento diario, le bastará introducir el código JAILU para ser recibido con todos los honores y con condiciones preferentes.

2

El salvado de avena en mi dieta

Ya he descrito las grandes fases de mi dieta que constituyen la base del método al que los usuarios han querido dar mi nombre.

A continuación expongo cómo aconsejo yo que se utilice el salvado de avena a lo largo de toda la dieta para mejorar los resultados.

Durante la fase de ataque, corta pero fulgurante y con unos resultados que motivan, aconsejo tomar una cucharada sopera diaria de salvado de avena.

Durante la fase de crucero, que lleva directamente al «peso ideal», aconsejo que se tome salvado de avena en una cantidad que oscila entre una o dos cucharadas soperas al día, del modo que prefiera, según los kilos que se quieran perder.

Puede tomarse disuelto en agua o en leche, con un yogur, en ensaladas, en una tortilla, en forma de torta dulce o de blinis salados, o para hacer masa de pizza o de pan.

Desde que la introduje en mi dieta, la torta de salvado de avena ha tenido un éxito enorme, y la han utilizado tantas mujeres que ellas mismas han inventado numerosas formas de prepararla. Su creatividad y su solidaridad con otras personas que sufren sobrepeso las han llevado a confiarme sus recetas. Al final de este libro proporciono la mayoría de estas recetas y, si

usted mismo descubre alguna otra, hágamela llegar para aña-
dirla al conjunto de las que ya tengo recopiladas.

La fase de consolidación y después la de estabilización a largo
plazo es más delicada.

Yo considero que una dieta ha tenido éxito si —y solamente
si— el peso que se ha perdido no se ha recuperado después de
cinco años. El peso conseguido con gran esfuerzo, habitualmente, es inestable y se encuentra en peligro si las razones que
ocasionaron el sobrepeso no se han corregido.

Este peso llamado de «estabilización» seguirá siendo siempre un peso artificial y, aún más que en el caso de un peso normal, experimentará variaciones.

Si estas variaciones son ligeras, no tienen por qué preocuparse, solo se trata de la «respiración» normal del cuerpo. Una «respiración» que varía según las estaciones y los ciclos de la vida.

Pero cuando el peso que se recupera sobrepasa la mitad del
peso que se había perdido, se trata claramente de una recaída.

Cuando se recupera todo el peso que se había perdido, estamos hablando de una reincidencia.

Y si el peso recuperado sobrepasa el peso inicial, es una
reincidencia agravada con el inicio de una obesidad en línea
ascendente.

Para prevenir o contrarrestar este fenómeno tan frecuente
que algunos expertos consideran una fatalidad, yo fundamento
la fase de estabilización en un trío de medidas simples, precisas,
concretas, eficaces e inseparables, que no se pueden negociar.
Por sí solas, estas tres medidas combinadas logran hacernos in-
vulnerables al aumento de peso a largo plazo.

Y cuanto más tiempo dura la fase de estabilización, mayor
es la «protección» contra las recaídas y las reincidencias de forma duradera, porque se basa en unos hábitos nuevos.

Estas son las tres medidas en las que se basa el control del peso ideal a muy largo plazo (de por vida, si es posible):

- Un día de control —el jueves de proteínas puras—, a lo largo del cual la alimentación estará compuesta exclusivamente por alimentos de alto contenido en proteínas como carnes, pescados, aves, huevos y productos lácteos desnatados, acompañados de mucha agua.
- Rechazar de forma sistemática y definitiva los ascensores.
- El salvado de avena a razón de tres cucharadas soperas al día durante toda la fase de estabilización y para los casos difíciles, que ya hayan mostrado una tendencia a reincidir, y, si es posible, de por vida.

3

Acción sobre el apetito y la saciedad

A pesar de que esta acción tiene unos resultados menos sorprendentes que la anterior, no por ello deja de ser importante y muy necesaria. Todas las fibras vegetales conocidas tienen la capacidad de impregnarse de agua. Las fibras del salvado de avena son las más efectivas, ya que ejercen una potente acción de saciedad.

Para las personas que pretenden adelgazar o controlar su peso, esta acción mecánica alcanza su máximo interés cuando tiene lugar en el estómago.

Existe una relación directa entre el grado de saciedad del estómago y el hambre. Un estómago vacío se queja de hambre, y un estómago lleno está satisfecho, saciado, y, más allá de cierta satisfacción, se presenta el hartazgo. Entre estos dos estados existe una amplia gama de sensaciones y comportamientos que están relacionados mecánicamente entre sí con el grado de saciedad.

¿Cómo se ejerce esta acción de saciedad mecánica?

Cuando el estómago está lleno sus paredes se estiran y se alargan las pequeñas ramificaciones nerviosas que lo atraviesan. Este estiramiento de los receptores sensoriales se transmite al cerebro que integra la información y responde con una sensación de saciedad.

Por muy sorprendente que esto pudiera parecer, es un efecto similar al que se busca en la intervención para colocar una banda gástrica.

El hecho de colocar una banda en el estómago de una persona

obesa tiene como fin obstruirlo de forma parcial. De esta manera, la banda crea un obstáculo para que se sacie. Bastan unos cuantos bocados para llenar lo que queda de estómago y llegar mucho más rápidamente a la saciedad o al hartazgo. La acción de la banda no está relacionada con los alimentos ingeridos sino con sus cantidades.

¿Qué relación puede existir entre los efectos de una banda implantada a través de una intervención y el salvado de avena?

Teniendo en cuenta la solubilidad de sus fibras y su capacidad de inhibición y absorción, bastan unas cuantas cucharadas de salvado de avena para ocupar una parte considerable del estómago. Preste atención. Cada cucharada sopera de salvado de avena pesa poco más de 12 gramos. Como el salvado absorbe treinta veces su volumen de líquido, el peso de una sola cucharada colmada ascenderá a 265 gramos. Tres cucharadas al día representarán 800 gramos, es decir, casi un kilo, y por tanto será capaz de llenar buena parte del estómago. Si se piensa bien, esta es la finalidad que persigue la intervención de la banda gástrica, pero de forma menos intrusiva y, sobre todo, con el placer que proporciona este cereal suave y consistente con el que se pueden preparar miles de recetas y disfrutarlas.

Cada cucharada sopera de salvado de avena que se consume con la comida se transformará en una hermosa y ligera pelota que se estanca durante un buen rato en el estómago, y que se toma su tiempo para amasarse y mezclarse con los alimentos hasta que es evacuada cuando el estómago abre su vía de salida.

Se aconseja que todas las personas que coman mucho, que tengan un apetito irrefrenable y difícil de saciar, tomen el salvado al principio de la comida, pero con la condición de beber al mismo tiempo. De lo contrario, la absorción no será suficiente y el efecto de saciedad no resultará eficaz.

El salvado también se puede utilizar fuera de las comidas como tentempié, o puede ser útil para las personas que sienten la necesidad de picotear. En estos casos, la presentación en forma de tortas dulces o saladas es lo más apropiado... y lo más apetitoso.

4

EL SALVADO DE AVENA: UN ALIMENTO PLACENTERO

La guinda del pastel la constituye el hecho de que las fibras de salvado de avena, que ayudan a perder calorías y a sentirse saciado, poseen un sabor y una consistencia bastante placenteros. Esta agradable característica permite introducir sin temor nuestro excepcional cereal en las dietas pobres en alimentos feculentos, cereales o féculas, y suavizar la frustración que causa la ausencia de este tipo de glúcido.

Su solubilidad y su capacidad de absorber agua le aportan una agradable suavidad y una excelente untuosidad. Son muchas las personas que adquieren el hábito de consumir el salvado de avena en forma de gachas en leche aromatizada con canela, vainilla, café o agua de azahar. Otras lo prefieren al natural, por su delicado y rústico sabor a cereal. A otras, entre las que me incluyo, también les encanta elaborado, sobre todo en forma de crepes o de tortas tiernas y crujientes.

La receta básica de mis famosas tortas de salvado de avena no puede ser más fácil de preparar: un huevo entero —o solamente la clara, según el riesgo de colesterol—, una cucharada sopera bien colmada de salvado y una cucharada sopera de queso fresco. Este último se puede sustituir por leche, en petit-suisse o leche desnatada en polvo según la densidad de la pasta y lo espesa que se quiera la torta. Cuando se tiene tiempo, lo ideal es separar la clara de la yema para montar la primera a punto nieve antes de añadir la yema; de este modo, la torta resultará todavía más ligera y suave. Para los que no tengan problemas de colesterol, el huevo entero sacia más.

Pensemos por un momento en el concepto de frustración, algo que va asociado a cualquier esfuerzo y, por tanto, a cualquier dieta. Si lleva usted muy mal el hambre, las compulsiones y la falta de glúcidos, ¡no dude en compensar esa necesidad aumentando el número de tortas diarias! En tal caso, es imprescindible prepararlas solamente con la clara. Algunos de mis pacientes duplican todas las dosis y se preparan enormes tortas que salan ligeramente. Así pueden disfrutar de deliciosos blinis encima de los cuales ponen una doble loncha de salmón ahumado, jamón, pavo o pollo. Otros hacen pan con levadura de panadería, añadiéndole hierbas provenzales o, en el colmo del refinamiento, unos granos de sésamo. ¡Un auténtico regalo!

Al final de este libro encontrará todo tipo de recetas, pero no dude en recrear e interpretar el salvado de avena en función de sus gustos y de sus deseos.

Antes de descubrir el salvado de avena, mi método se apoyaba en un consumo exclusivo de alimentos ricos en proteínas y verduras, con fases alternativas (se sucedían los días de proteínas puras con los días de proteínas y verduras combinadas). Muchos de mis pacientes echaban terriblemente de menos el pan o las féculas (farináceas). Desde que el salvado de avena encontró su lugar en mi método, he constatado que la gente se anima más a seguir mi dieta. Los resultados son igual de buenos, y la estabilización, mucho más duradera. ¡Y no me sorprende! Al introducir el salvado de avena en mi dieta, introduje un alimento placentero y antifrustración de primer orden.

Siempre he considerado que la fase de estabilización de mi régimen es fundamental. En efecto, obligarse a adelgazar no sirve de nada si, una vez que se ha conseguido el peso ideal, no se hace nada para evitar recuperar los kilos perdidos. No obstante, ese es el talón de Aquiles de todas las dietas. Desde hace más de sesenta años, desde que se está luchando contra el sobrepeso, no he logrado conocer un método de adelgazamiento que establezca una fase de estabilización digna de ese nombre. Es decir, que incluya medidas realmente definidas, fáciles de entender y de poner en práctica; medidas concretas y que resulten lo menos frustrantes posible para que sean viables a muy largo plazo. La mayoría de los métodos, incluso los más serios, finalizan con consejos que son de sentido común y se contentan con apelar a la voluntad de las personas que no quieren recuperar el peso perdido.

En mi método, el salvado de avena es, al igual que «la renuncia a todos los ascensores» (una renuncia aceptada y asumida) o que el «jueves de proteínas» (día de control reservado a los alimentos de la fase de ataque), una de las piedras angulares de la fase de estabilización.

Estos tres elementos combinados —jueves de proteínas más escaleras más salvado de avena— constituyen el núcleo principal de mi fase de estabilización. Una fase que les permite saber a las personas que empiezan a seguir mi método que tienen posibilidades reales de no recuperar nunca el peso que van a perder. Mantener el peso deseado después de haber adelgazado es tan importante —tanto para el individuo como respecto a las estadísticas de sobrepeso— que el hecho de respetar estas tres medidas, cuando se ha explicado bien lo que está en juego, resulta fácil de aceptar.

Y, de estas tres obligaciones, la más agradable es, sin duda alguna, la de las tres cucharadas soperas de salvado de avena diarias.

He seguido teniendo muy buenas relaciones con antiguos pacientes, personas fuertes que han adelgazado y han mantenido su peso de forma definitiva. Estas personas lo lograron en gran parte porque habían cambiado de vida, y esa nueva vida los hacía lo suficientemente felices como para no tener que buscar ningún tipo de compensación en la comida. Ese bienestar simple, a menudo familiar, había modificado su relación con la alimentación. Ahora comen cuando necesitan alimentarse, concediéndose a veces algún que otro «caprichito», pero siempre con moderación. Entre estas personas que yo considero que han estabilizado definitivamente su peso, una gran mayoría ha conservado el hábito, que se ha convertido en placer, de consumir salvado de avena. El salvado de avena es, en el caso de la estabilización que se basa en renovar los hábitos de forma duradera, un triunfo muy importante, un auténtico secreto, ya que combina y mejora dos placeres: el de adelgazar y el de disfrutar con su sabor.

Debido a ello, dentro de mi método y de sus obligaciones, este es el único alimento de la familia de los glúcidos que puede formar parte, sin duda alguna, de una dieta de adelgazamiento, y todavía más: ¡puede asegurarle él éxito!

Si usted es de las personas que, por desgracia, han estado haciendo dietas repetidamente, puede que esté pensando que tiene un problema metabólico u hormonal... La verdad es que, en realidad, lo que usted sufre es más bien un problema de control del placer. Si ya no soporta el terrible efecto yo-yo, si está tratando de conseguirlo de verdad, no renuncie, sobre todo, al placer de comer. Sin placer, cualquier dieta está casi condenada al fracaso. De este modo, si es usted un veterano de la guerra contra el peso, no rechace este consejo: aunque se trate de una dieta estricta, añada un elemento placentero, un «flotador» que impida que su iniciativa naufrague. Por mi parte, yo no he encontrado nada mejor que el salvado de avena.

A lo largo de mi vida como médico, he tenido en muchas ocasiones la oportunidad de tratar a pacientes que estaban obligados a adelgazar por motivos profesionales. Boxeadores que tenían que disputar algún combate y alcanzar el peso de su categoría, *jockeys* inscritos en los límites de peso, actrices de cine, bailarines de la ópera o del Crazy Horse. Cada vez que me encuentro ante una de estas situaciones de obligación o urgencia, recurro al salvado de avena. Durante uno, dos o incluso tres días en los casos más apremiantes, prescribo una crepe doble con clara de huevo cuatro veces al día, una por la mañana, otra para comer, una por la tarde y la última para cenar. Es la forma más rápida que conozco de alcanzar un objetivo impuesto sin frustraciones, sin esfuerzo y sin desgaste muscular. Es evidente que, necesariamente, la duración de estos «tratamientos» tiene que ser muy breve, y hacerse siempre de forma ocasional y con una fuerte motivación.

Yo soy médico nutricionista, y desde hace mucho tiempo estoy en contacto con personas que sufren porque no aceptan su peso. Este sufrimiento es subjetivo, y a veces no tiene nada que ver con el número de kilos que necesitan perder, pero en la mayoría de los casos es intenso y terriblemente difícil de soportar.

Con bastante frecuencia, tengo la oportunidad de recibir a parejas en la consulta. A veces se da el caso de que algunos maridos obesos están dispuestos a controlar y a ayudar a sus mujeres a seguir una dieta sin que ni siquiera piensen en remediar su propia obesidad. Cada uno vive su peso de una manera diferente...

A lo largo de los treinta años que han pasado desde que ejerzo como médico —el tiempo de una generación—, he observado cómo cambiaba el mundo, cómo el modo de vida occidental iba acumulando sus conquistas y sus fracasos. En la práctica, he llegado a la convicción de que en la actualidad es infinitamente más fácil engordar y más difícil adelgazar que en 1978.

¿Por qué?

Porque la vida de los pacientes a los que ayudo a adelgazar

—y todavía más la vida de las mujeres que la de los hombres— ha cambiado mucho. Es cierto que esta nueva vida es más intensa, con más estímulos y satisfacciones de todo tipo, pero también nos debilita y nos estresa más. ¡Tanto los hombres como las mujeres sufren la obsesiva obligación de hacerlo todo y salir siempre airosos en un tiempo determinado!

Esta nueva vida va acompañada de la falsa invasión de un gran número de necesidades artificiales que compiten con las verdaderas, banalizándolas y quitándoles importancia para poder suplantarlas mejor.

Pero usted me preguntará: ¿qué es una verdadera necesidad y qué es una falsa necesidad?

Una verdadera necesidad es una necesidad que está programada para animarnos a satisfacerla; es, al mismo tiempo, un deseo que motiva y una recompensa que nos llega como una sensación agradable llamada «placer».

¿Un ejemplo? Pongamos que se siente usted tentado por un soberbio solomillo bien asado, se lo come y siente placer, plenitud y saciedad. Al mismo tiempo, este le aporta a su cuerpo las proteínas indispensables para vivir, los ácidos aminados que usted no sabe sintetizar pero sin los cuales su sangre, sus músculos, su piel, su memoria y, en definitiva, su vida dejarían de renovarse... Por lo tanto, la verdadera necesidad es la que nos ofrecen los medios imprescindibles para vivir sin que sea obligatorio entenderla ni justificarla. Usted come porque tiene hambre, obtiene placer y sigue viviendo. ¿Otro ejemplo? El deseo sexual que le atrae hacia la piel, el olor y la respiración de la persona a la que desea. El deseo lleva a que los cuerpos se encuentren e, inexorablemente, a la reproducción de la especie. Las necesidades naturales —las verdaderas necesidades— se encuentran, pues, siempre que la supervivencia del individuo o del grupo está en juego. Estas necesidades son naturales porque las llevamos dentro de nosotros de forma tan natural como el hecho de respirar. Estamos programados para satisfacerlas y obtener una recompensa por ello.

Pero ¡cuidado! Este fabuloso placer de la recompensa es solo la parte visible del iceberg. Lo esencial es lo que ocurre por debajo...

Cuando usted ha satisfecho una «verdadera necesidad», se ve recompensado con un placer que resulta al mismo tiempo profundo, duradero y gratuito; estos son los tres criterios que le permitirán reconocer una verdadera necesidad.

Junto al placer experimentado, penetra en usted «algo» que no siente pero que tiene una importancia fundamental. Ese flujo camuflado, ese mensajero invisible y primordial cuya increíble importancia le voy a explicar, no tenía nombre. Yo lo he bautizado como «satisficio», porque aporta al mismo tiempo satisfacción y beneficio.

El centro cerebral primitivo que se ocupa de la vida instintiva y de proteger la vida y la especie se denomina hipotálamo. En la secuencia de la vida, aparece con los primeros reptiles. En el hipotálamo, encontramos una especie de «botón» encargado nada menos que ¡de producir vida! El hipotálamo infunde las ganas de vivir tanto a los reptiles, los mamíferos y los monos como al hombre. Este pulso de la vida, similar a los latidos del corazón, empieza a emitirse a partir de las primeras semanas de la vida del embrión, y solo termina en el momento de la muerte. Es decir, el placer —y todo lo que este encierra— es el primer y único motor de la vida, tanto de la humana como de la animal.

He dado este largo, larguísimo, rodeo solo para explicar que si usted tiene sobrepeso y está sufriendo, es debido a que ha comido más allá de sus necesidades biológicas a sabiendas de que corría el riesgo de aumentar su peso. Si lo ha hecho una y otra vez es porque tenía necesidad de ello. Esta necesidad, al no ser una necesidad de nutrición, solo podía ser una necesidad de placer... Y esa necesidad de placer, sin que usted lo sepa realmente, demuestra que le faltaba algo. El placer que había conseguido le resultaba insuficiente. Y como los placeres se pueden reemplazar entre sí, usted ha sucumbido al que es el más fácil de encontrar, el más inmediato, el más arcaico, el más animal, el que está consolidado en nuestro ser desde los orígenes, y que tiene la carga emocional y afectiva más agresiva de todas: el placer de comer.

Solo puedo concluir diciendo que si realmente desea adelgazar y mantenerse delgado, únicamente podrá conseguirlo usando con moderación las fuentes de placer, o cultivando el famoso «satisficio». Y el salvado de avena, además de todas sus acciones metabólicas y medicinales, también puede generar placer. El placer inmediato del dulzor, de la untuosidad, de la emoción, al mismo tiempo que le aporta el placer de adelgazar. El placer de darse cuenta, tanto usted como los demás, de que al fin se quiere a sí mismo.

Pequeño suplemento de esencial importancia acerca del placer.
«Hay que entender», qué es realmente el placer, para qué sirve, cómo se produce y, sobre todo, cómo utilizarlo para viajar por parajes fríos y desagradables que nos ponen a prueba. Si tiene la intención de adelgazar, ¡le resultará muy útil!

Una de las cosas más importantes y sorprendentes que he aprendido con la práctica a lo largo de mi vida como médico en contacto con mis pacientes afectados por un problema crónico con el peso es la dimensión emocional y afectiva de la relación que los pacientes mantienen con su peso, su imagen y los alimentos que ingieren. Y, más aún, la dimensión del placer relacionada con todas las etapas de su trayectoria.

El gran error, el trágico error de los profesionales que han controlado la lucha contra el sobrepeso, es el hecho de haber descuidado u ocultado esta dimensión para limitarse a la fría ecuación lógica y racional de las cifras, las de la ecuación energética del sobrepeso, las calorías que se han consumido y las calorías que se han gastado.

Para generaciones enteras de nutricionistas y dietoterapeutas, engordar se debía, y todavía se sigue debiendo, a un exceso de calorías. Por tanto, para adelgazar bastaría con invertir ese balance de beneficios y convertirlo en un balance de pérdidas, como se haría en una empresa. Su razonamiento es aparentemente impecable: coma menos y muévase más, y pronto alcanzará un peso normal. Impecable si la solución se le aplicara a un robot o a un lactante alimentado por una nodriza amamantadora automática, pero falso de cabo a rabo si va dirigido a un ser humano, racional por supuesto, pero acosado por sus emociones, sentimientos, alegrías y tristezas..., por su condición de animal y su necesidad crucial de placer para aceptar la vida sin reservas.

El enfoque energético del sobrepeso y de la relación con el alimento demuestra que no se comprende bien cuáles son las fuerzas implicadas, aunque sean esas mismas fuerzas las que generen el sobrepeso.

Las personas que engordan no lo hacen nunca sin ser conscientes de ello, equivocándose de alimentos y teniendo descuidos que bastaría con cambiar para volver a perder ese sobrepeso ocasional. Las mujeres, las pacientes a las que sondeo de manera sistemática con respecto a este asunto, me lo dicen claramente: «Como mal, como demasiado, ¡como todo lo que no es necesario!». Todas saben a la perfección que sus errores alimentarios, sus excesos y el hecho de repetirlos las llevarán a coger peso. Detestan lo que les espera, se detestan a sí mismas por hacerlo, se culpabilizan, lo hacen a su pesar, en defensa propia, ¡con un puñal en el pecho! ¡Pero lo hacen!

¿Por qué?

Porque al hacerlo, no son nutrientes, y mucho menos calorías, lo que están buscando, sino placer, impulsadas por los centros más antiguos de su cerebro instintivo y emocional, los que compartimos con todos los mamíferos. Los centros que se encargan de la supervivencia inmediata y que invaden el camino de la razón.

En un mundo que «chirría» y que nos hace sufrir, en un entorno que provoca estrés, que reduce la calidad de vida y que reduce el placer, ¡la principal urgencia es hallar algún placer, alguna gratificación!

Una mujer que vive a cien por hora, dividiéndose entre una vida profesional agotadora, unos hijos agobiantes, la casa y sus múltiples tareas, ve cómo pasan los días sin haber vivido lo suficiente. Cuando esta misma mujer se encuentra ante un estrés más fuerte de lo normal —debido a una decepción afectiva, un acoso profesional, agotamiento, ansiedad, insomnio o dificultades escolares de los hijos—, ya ni siquiera es capaz de escuchar el discurso del sentido común que le alaba las virtudes del equilibrio alimentario bajo el lema de «¡Coma menos y muévase más!».

No se le enseña a nadar a alguien que se está ahogando. Por desgracia, hay psiquiatras de renombre que lo siguen recomendando sin saber el daño que hacen.

Lo que busca esa mujer que se está ahogando en su vida diaria no es escuchar que alguien le diga que debe tratar de oír el susurro natural y animal de su hambre para comer y el de su saciedad para dejar de hacerlo, sino una bocanada de placer, sensibilidad, sosiego, gratificación, plenitud, complacencia, algo que la mantenga apartada de los problemas y del sufrimiento, una muleta para sostenerse en pie.

Entonces, come.

A continuación, engorda.

Pero llega un día en que su peso ha aumentado tanto que los alimentos que ingiere como compensación ya no le bastan para equilibrar el estrés de la vida diaria y la tortura del sobrepeso.

Si en ese contexto tiene lugar una leve mejoría, una tregua, una relajación en su percepción de las propias vivencias —un hijo que aprueba el bachillerato, un ascenso profesional, un reencuentro, independientemente de lo cálido y gratificante que este resulte—, el fiel de la balanza del placer y el desagrado cambiará de lado y surgirá el DETONANTE, las ganas, la fuerza para cambiar la situación, para recuperar la imagen, el cuerpo, la confianza, la autoestima, la rabia por salir de la ciénaga, el deseo de adelgazar y la fuerza repentina y brutal para convertir la espiral viciosa en espiral virtuosa y... **encontrar placer en ello.**

Las mujeres que perciben cómo sube esta savia saben, por instinto o por experiencia, que esta nueva fuerza que las envuelve es tan intensa como efímera y que hay que explotarla lo más rápido que sea posible. Lo que ahora necesitan y buscan es una forma de adelgazar rápidamente y obtener unos primeros resultados que sean evidentes y estimulantes, antes de que el fuego de la motivación se apague.

La lucha que se emprende en ese momento se limita por entero a controlar el placer. La mujer que ha aumentado de peso, lo ha hecho por la necesidad irreprimible de hallar placer o de neutralizar algo desagradable. Al decidirse a adelgazar, no solo tendrá que acabar con esa fuente de placer como compensación sino INVERTIRLA, pasar al modo represivo, a la zona del desagrado y la frustración.

Para hacer posible este cambio, necesita encontrar una nueva fuente de satisfacción que sustituya la que va a dejar.

Y ese placer lo va a encontrar en uno de los alimentos más esenciales del individuo, el del ego: CONSEGUIR adelgazar, ver que al fin la balanza evidencia un ÉXITO y, de este modo, sentirse valorada.

Tal vez usted no llegue a entender el mecanismo de esta sustitución: ¿cómo se puede reemplazar el placer del chocolate o del queso por el placer de conseguir adelgazar? Y comprendo su extrañeza.

Así pues, escúcheme bien, se trata de un punto crucial cuyo cambio vale la pena.

Cuando usted viaja a un lugar donde el euro no está en curso, cambia sus euros por la moneda local, el dólar, por ejemplo, si se encuentra en Nueva York. ¿Qué tienen en común esas dos monedas que usted trata de conservar al cambiar una por otra? Un valor común que le va a permitir conseguir lo mismo en los dos casos.

Igual ocurre con el placer, cuya finalidad es recompensar los comportamientos que son beneficiosos para la supervivencia. El placer obtenido hace renacer la necesidad y las ganas de vivir, la primera de todas las necesidades: la adaptación inconsciente a la vida.

Este placer, igual que la moneda, se puede presentar en formas muy diversas y sin ninguna relación aparente. El placer sexual, el placer maternal, el placer de la emoción estética, el placer espiritual, el goce del poder. Todos estos placeres transportan un alimento común que acaba en los mismos receptores de nuestro viejo cerebro. No importa de qué placer se trate, siempre que lleve consigo —de unos mediadores químicos a otros— endorfinas, serotonina y dopamina hasta la parte del cerebro que impulsa la motivación para vivir.

Pero cada uno, debido a su educación o a su genética, se siente atraído hacia uno o varios de estos placeres y posee una aptitud natural para conseguirlos.

La mujer que acepta desprenderse de la muleta de la gratificación alimenticia DEBE necesariamente encontrar otra. Cualquier plan de adelgazamiento coherente y que se preocupe por alcanzar el éxito tiene que permitir ese cambio de compensación. Se trata de hacer que el placer de comer resulte menos obsesivo para aprender a gratificarse a través de otras fuentes de satisfacción.

¿Cuáles?

Hay cuatro medidas que permiten que en la casa de la Dieta vuelva a reinar el placer:

1. Una dieta rápida y eficaz

El placer y el entusiasmo de la eficacia; un sacrificio corto e intenso practicado bajo los efectos de la anestesia de los primeros resultados obtenidos con perseverancia. Cualquier cosa menos una dieta que se haga eterna, que siembre la duda y reduzca la actividad de la motivación.

Esa es la razón por la que mi plan empieza con una fase de ataque corta de entre dos y siete días, según el peso que se quiera perder. Corta pero fulminante: ¡un kilo al final de los tres primeros días, o dos al final de los seis primeros como media! Y con la imprescindible torta de salvado de avena cuya acción, que combina la pérdida de calorías con la saciedad gástrica, multiplica los resultados.

2. Una dieta en la que no se pasa hambre

El placer de no pasar hambre mientras dura la dieta es un potente estimulante.

El hambre que se padece cuando se limita la cantidad de comida es el fracaso anunciado de una dieta a corto, medio o largo plazo. El médico u otro especialista que acepta la responsabilidad de prescribir 120 gramos de pescado con 100 gramos de arroz, 25 gramos de queso y una onza de chocolate para la cena está copiando lo que se viene enseñando en todos los manuales de nutrición desde hace sesenta años. Por desgracia, y por muy buenas que sean sus intenciones, al hacerlo está demostrando que desconoce totalmente la psique de la persona obesa.

Una mujer desamparada, hastiada, que vuelve a casa después de una hora de transporte público y que acepta no saquear el frigorífico cuando llega para dedicarse a bañar a los niños, esa mujer de buena voluntad que se sienta a la mesa delante de un menú de tales características tiene pocas posibilidades de no sentirse afectada por esa situación.

¡Una onza de chocolate! Me parece estar oyendo la reflexión de una de mis pacientes que me comentaba la última dieta que le habían prescrito: «¡Una onza de chocolate es como si te metieras en la boca del lobo! ¡Una tableta abierta emite señales estridentes, que no desaparecen hasta que no has acabado con la tableta! Doctor, yo soy una de esas personas categóricas, que no saben dejar las cosas a la mitad, funciono con los extremos, solo me encuentro bien con todo o nada».

Esa es la razón por la que mi método se basa en un funcionamiento simple: comer libremente de lo que está permitido, y olvidarse del resto durante un periodo breve pero estricto. Cien alimentos, 72 de origen animal y 28 de origen vegetal. Todo a VOLUNTAD. Sin olvidar el salvado de avena para que se hinche en el estómago y se refuerce intensa y rápidamente la sensación de saciedad.

3. Una dieta con una fuerte estructura de apoyo

El placer de encontrarse en un ambiente seguro permite soportar mejor las obligaciones y las contrariedades. Este ambiente, la estructura de una dieta, es su organización interna, la forma en la que esta se ha elaborado para permitirle apoyarse en ella según sus prioridades.

Esta noción de estructura puede parecer abstracta, pero en realidad tiene una importancia esencial. Lo que perturba a las personas con sobrepeso que hayan intentado adelgazar es no saber por dónde empezar ni qué hacer: ¿a qué nutriente hay que darle más importancia? ¿Hay que beber mucho o no? ¿Tenemos que contar las calorías o repartir los nutrientes? E incluso las personas que lo saben necesitan que alguien les dé el pistoletazo de salida. Resulta sorprendente, ¡pero es así! Todos los estudios modernos sobre la psicología del comportamiento han demostrado la importancia que tiene la autoridad de una persona externa a la hora de poner en práctica una recomendación. A lo largo de toda una vida de experiencia en dietas, he llegado a la conclusión de que la manera directa y perfectamente estructurada de establecer las pautas que se deben seguir a lo largo de la dieta era al menos tan importante como las propias recomendaciones.

Toda dieta, por definición, debe abordar de una forma u otra la espontaneidad alimenticia. De hecho, esta genera restricción y frustración. Pero lo más difícil en una dieta es tener que imponerse uno mismo las decisiones difíciles. Es infinitamente menos frustrante y más fácil seguir las recomendaciones establecidas que procedan de una persona que te haga dichas recomendaciones desde fuera, y sin la esperanza de poder negociar.

Yo he creado mi plan siguiendo estas indicaciones.

Estas recomendaciones son precisas, claras, concretas y sin ambigüedades.

Los alimentos permitidos se pueden comer siempre que se quiera; los demás deben olvidarse durante un tiempo claramente establecido.

Mi dieta consta de cuatro fases perfectamente estructuradas con un plan que no deja nada al azar:

- Una fase de ataque corta, fulgurante y fructífera adaptada a cada caso.
- Una fase de crucero que lleve directamente al peso ideal a una velocidad media de un kilogramo por semana.
- Una fase de consolidación durante diez días por cada kilogramo perdido, con sus dos raciones de alimentos feculentos y sus dos comidas de gala a la semana.
- Una fase de estabilización definitiva donde tenemos el famoso jueves de proteínas, hay que olvidarse de los ascensores y tomar, de por vida, las tres cucharadas soperas de salvado de avena al día.

4. El aporte de PLACER como antídoto contra las restricciones

La vida, sea cual sea su nivel de complejidad, tiene en cuenta la atracción que causa el placer y el rechazo que genera lo desagradable.

A cada momento, sin que usted se dé cuenta, una «brújula» cerebral calcula el valor de cualquier proyecto de comportamiento que le solicite, por insignificante que sea. ¿Qué placer obtendría yo al hacer esto? ¿No sería mejor hacer algo que me aporte lo mismo pero de forma más rápida? Puede ser, pero eso generaría unas consecuencias tan desagradables, frustrantes o incluso dolorosas que arruinarían esa opción.

Por otra parte, la anatomía del cerebro y el diagnóstico por imágenes de este han permitido descubrir un hecho de extraordinaria importancia: existen enlaces de conexión entre los centros del placer y los del desagrado, gracias a lo cual el primero puede inhibir el segundo. En otras palabras, EL SUFRIMIENTO SE PUEDE REDUCIR EJERCITANDO EL PLACER. Y lo entenderá todavía mejor si extraigo de ello una consecuencia que usted conoce muy bien en la práctica: cuando, por ejemplo, le asalta el estrés, le entran ganas de llevarse a la boca, dejar que pasen por el paladar y después permitir que bajen por su faringe algunos alimentos más gratificantes y regocijantes que otros, y se atiborra de ellos para obtener satisfacción. Es un poco como si en pleno invierno y sufriendo a causa del frío, entrara usted en una habitación caldeada por un radiador. ¡Sé perfectamente a qué dirección dirigiría su cerebro del placer!

Pero volvamos a su caso particular. Engordar es comer más allá de las puras necesidades nutricionales para generar placer. Adelgazar es recorrer el camino contrario, se trata de aceptar la frustración para perder el sobrepeso.

Es posible, e incluso esencial, esforzarse por «adornar» lo que en una dieta está permitido para alegrarla y disfrazarla de placer. ¿Hay algo más rústico y frío que un pino recién cortado? ¿Hay algo más cálido, simbólico y alegre que un árbol de Navidad? ¡Basta con unas cuantas cintas, algunas lucecitas y adornos brillantes!

Mis 350 recetas se tienen que convertir en las cintas, las lucecitas y los adornos brillantes de la parte dura de su dieta. Estas 350 recetas representan una experiencia mágica procedente de lo que, después de mi familia, es lo que más quiero en el mundo: mis pacientes, mis lectoras, los entusiastas partidarios de mi método que, a lo largo de los años, me han demostrado su afecto. Este pequeño tesoro se debe utilizar para generar placer, como una prueba práctica del arte de hallar placer y de crear calor para poder afrontar el frío que nos causa el desagrado.

Cuando mi hija Maya me abrió el camino del salvado de

avena, ella no sabía que me estaba confiando un secreto que compartirían miles de mujeres. En treinta y cinco años de enfrentamiento con el tormento del sobrepeso, he percibido el malestar de muchas personas, sus inseguridades, sus angustias, su estrés y sus sufrimientos. Engordar perjudica, y adelgazar beneficia. Y beneficiar beneficia. Es por esa razón por la que durante los treinta y cinco años de mi vida profesional he hecho todo lo posible para ayudar a mis pacientes a adelgazar con el fin de alimentarme de su placer y su alegría, sabiendo que eran felices. ¡Egoísmo en estado puro!

Como conclusión, y volviendo al salvado de avena, el placer que este puede proporcionar es de tres tipos:

- El salvado de avena mejora la efectividad de mi dieta y, por tanto, el placer de adelgazar. Esta efectividad la establecen claramente mis estadísticas comparativas antes y después de introducirlo en el corpus de mi método. Se adelgaza mejor, más rápido y con mayores posibilidades de alcanzar la estabilización con el salvado que sin él.
- El salvado de avena tiene buen sabor y, por tanto, proporciona placer por sí mismo. Permite elaborar platos y preparaciones a base de azúcares lentos, muy valiosos, sin temer sus inconvenientes calóricos y metabólicos.
- El salvado de avena reduce el apetito y acelera la sensación de saciedad. Su presencia en mi dieta, ya de por sí abierta —sin restricción de cantidades— a los alimentos ricos en proteínas y a las verduras, proporciona el placer de adelgazar sin pasar hambre: todo un lujo.

¿CÓMO UTILIZAR EL SALVADO DE AVENA CUANDO SE TIENE SOBREPESO?

De la forma más simple del mundo.

Si se encuentra usted en la fase de ataque de la dieta —de uno a siete días según el caso, el peso que hay que perder, la edad, el historial de su sobrepeso, el tiempo que lleva con sobrepeso, el número de dietas que ha hecho, y la urgencia de adelgazar—, tiene derecho a una cucharada sopera y media bien colmada de salvado de avena.

En la fase de crucero, puede pasar a dos cucharadas.

En la fase de consolidación, puede pasar a tres.

En la estabilización definitiva, DEBE pasar a tres.

Por lo que respecta al modo de preparación, puede elegir el que prefiera; encontrará todas las recetas al final del libro.

SEGUNDA PARTE

UN ALIMENTO SALUDABLE

El salvado de avena, el corazón y el colesterol

El salvado de avena es el alimento natural conocido más eficaz para bajar los niveles de colesterol.

Se trata del único alimento estadounidense que está autorizado para reivindicar en su envase que es «bueno para el corazón».

Es el primer alimento que recibió el título de «alicamento» —alimento y medicamento a la vez— por parte de la muy estricta institución estadounidense Food and Drug Administration.

Estas son tres las características que voy a resaltar en el presente capítulo para atraer su atención hacia este extraordinario producto.

Me gustaría además llamar su atención hacia el hecho de que este alimento, a pesar de ser tan beneficioso, está muy mal distribuido.

¿Sabe usted por qué?

¡Porque es demasiado barato! No es lo suficientemente caro y ocupa demasiado espacio en una estantería. Un kilo de salvado de avena solo cuesta unos pocos euros, y ocupa el espacio de entre quince y veinte botes de complementos alimenticios. ¡Su comercialización no le interesa a nadie, aunque se trate de un alimento tan valioso y tan beneficioso que la Seguridad Social debería devolverle su importe!

Por eso, repito, si he dedicado tiempo a escribir un libro sobre los múltiples beneficios de este modesto cereal, es porque, simplemente en el caso del corazón y la diabetes, combinando todas sus acciones, el salvado de avena puede desempeñar un papel activo en la prevención de una de cada dos muertes en los países ricos.

Sin olvidar el colesterol. Probablemente habrá oído usted hablar de esta sustancia que obstruye las arterias. Verá escrito el término *colesterol* en multitud de etiquetas de alimentos que indican su presencia. No se les puede restar importancia ni a su papel ni a sus peligros.

En nuestros días, en Occidente, se trata ni más ni menos que de un auténtico enemigo público responsable de casi la mitad de la mortalidad. De forma global, si eliminamos las causas secundarias de mortalidad para demostrarlo, tenemos una posibilidad entre dos de morir del corazón o de cáncer. Y, dentro de las enfermedades relacionadas con el corazón, el colesterol siempre desempeña un papel funesto.

Con todo esto quiero decirle que no estoy reclamando su atención respecto a un riesgo sin importancia u ocasional. Algunas personas, para estar tranquilas, pensarán que el peligro del colesterol afecta exclusivamente a las personas mayores, pero lo cierto es que los jóvenes también pueden padecerlo. El colesterol obstruye las arterias, y, entre las arterias más afectadas, las que se llevan la palma son, por desgracia, las del corazón, las tristemente famosas arterias coronarias que, al obstruirse, son la causa de los infartos o de las anginas de pecho, aunque también pueden verse afectadas las arterias del cerebro, que son responsables de daños vasculares cerebrales.

En la actualidad, independientemente de su edad y su sexo, puede estar seguro de que ya se ha depositado un poco de colesterol en sus arterias, del mismo modo que tiene sarro en los dientes. Por tanto, todos estamos afectados en mayor o menor medida por este «homicida» silencioso y amable que se oculta detrás de alimentos tan simples como una tortilla, un entrecot o el queso gruyer.

A partir de los veinticinco años, es bueno hacerse un control rutinario cada cinco años, ya que no hay nada peor que el colesterol que se deposita sin que nos demos cuenta y de forma prolongada.

A partir de los cuarenta y cinco años es preferible hacerlo cada año, sobre todo si los niveles recientes son muy altos.

Por último, ya que estamos siguiéndole la pista al «asesino en serie» más eficaz de la historia de Occidente, debe usted saber un poco más sobre este inquietante personaje. Sepa, pues, que cuando se habla de colesterol sin añadir nada más, se trata del colesterol «total», que incluye el colesterol «malo» pero también el «bueno».

El malo es el viscoso, el que se adhiere y obstruye las arterias. En cada vuelta que da el «tiovivo cardiaco», cuando la sangre sale de la aorta para volver al mismo lugar a través de la arteria pulmonar, se deposita una ínfima cantidad de colesterol.

Este colesterol malo lo fabrica usted mismo —su hígado—, y se debe a las grasas animales terrestres que ingerimos, las que provienen de los animales que criamos, encerramos, engordamos y después sacrificamos para consumirlos, y que se vengan *post mortem* envenenándonos.

El colesterol bueno es exactamente lo contrario: es al mismo tiempo el adversario y el antídoto del primero. Su acción se compara con la del detergente, ya que es el enemigo indiscutible de la grasa.

Para resumir: ¡el colesterol malo atasca sus arterias y el colesterol bueno las desatasca! Si tiene usted la posibilidad de fabricar colesterol bueno, podrá tolerar niveles mucho más elevados del colesterol total. Para elevar la cantidad de este colesterol en la sangre necesita:

- Consumir pescado.
- Hacer ejercicio.

- Beber uno o dos vasos de vino al día.
- Y, sobre todo, dejar de fumar.

Esto es lo más importante que tiene que saber del colesterol. Si, como la mayoría de la gente, está luchando por conseguir un diploma, un ascenso, una promoción y tantos otros objetivos que para usted son especialmente importantes, présteme un momento de atención para que le hable de este salvado de avena que le puede ayudar a conseguir muchísimas más cosas en la vida.

El colesterol se fabrica principalmente en el hígado. Llega al intestino a través de las vías biliares. Como todos los cuerpos grasos, pasa a la sangre y, desde allí, gira y gira, saliendo del corazón para volver a él, día y noche, durante toda la vida.

Observémoslo cuando pasa al intestino delgado. Allí se mezcla con el bolo alimenticio, que constituye el producto final del tratamiento químico de los alimentos.

Si es usted un consumidor regular de salvado de avena, su bolo intestinal estará impregnado de salvado y, al entrar en contacto con sus fibras solubles, el colesterol se comportará de la misma forma que en las paredes de las arterias. Las absorberá, se adherirá a ellas y se introducirá en sus vacuolas microscópicas.

Y como el organismo humano no puede asimilar esas fibras «atrapalotodo», estas atravesarán el intestino delgado, pasarán al intestino grueso y acabarán en las heces, llevándose con ellas la parte del colesterol que se haya resistido a la llamada de la sangre y a su potente absorción.

Se estima que el salvado de avena, consumido de forma regular y en cantidades suficientes, puede reducir el colesterol sanguíneo de origen alimentario en un 15 %; es decir, tiene una eficacia casi equivalente a la de algunos medicamentos para la hipercolesterolemia.

¡Atención! Aunque el salvado de avena es una fórmula comprobada y eficaz para reducir el colesterol, esta reducción resulta a menudo insuficiente, sobre todo cuando el daño ya está hecho y se han constatado niveles elevados de colesterol en sangre, que llegan a convertirse en una gran amenaza debido a que los depósitos de colesterol son antiguos y no se han tratado nunca.

Si su médico le ha recetado estatinas o fibratos, no los reduzca sin su consentimiento.

Ahora bien, el salvado de avena es una auténtica solución para aquellas personas cuyos niveles de colesterol están todavía en el límite de la patología, y esto ocurre especialmente cuando se trata de personas jóvenes. Si se tiende a tener colesterol, es raro que el problema no se agrave con el tiempo, un tiempo muy valioso a lo largo del cual los depósitos de colesterol se van llenando.

El salvado de avena también es recomendable para las personas cuyos niveles de colesterol todavía son normales pero que tienen antecedentes de colesterol familiar o problemas cardiacos o cardiovasculares.

Si ha llegado hasta aquí, ya habrá comprendido que el salvado de avena es al mismo tiempo curativo y preventivo.

Y si su tendencia a tener colesterol va acompañada de sobrepeso, usted se beneficiará doblemente de las propiedades del salvado de avena.

Considere, pues, este humilde cereal como un amigo que lo quiere bien. Voy a medir mis palabras: ¡que puede incluso salvarle la vida! Así que consúmalo como más le guste: con leche, yogur o queso fresco. Haga con él tortas, crepes o blinis, pero si quiere cuidar su colesterol, nunca use en sus recetas el huevo entero, sino solamente la clara.

Aprenda día a día a amar el salvado y conságrese a él, porque si tiende a tener sobrepeso o colesterol, estos nunca lo van a dejar en paz.

Si quiere reforzar su eficacia, prepare los blinis con unos cuantos granos de lino o de sésamo y consúmalos con una buena loncha de salmón ahumado o con un filete de sardina en aceite de oliva. De este modo, acumulará los efectos del salvado, del ácido linoleico del sésamo, de las grasas del pescado de los mares fríos y de los beneficios del aceite de oliva.

2

El salvado de avena y la diabetes

Además de los beneficios que posee para controlar el sobrepeso y el colesterol, el salvado de avena tiene otra propiedad, que es una de las más importantes: la de conseguir que los azúcares penetren de forma más lenta en el organismo.

Siempre gracias a la solubilidad extrema de sus fibras, el salvado de avena, mezclado con otros azúcares rápidos, tiene la capacidad de reducir la velocidad con la que este avanza en el tubo digestivo y con la que penetra en la sangre.

Esta reducción de velocidad comienza en cuanto entra en la boca y se impregna de saliva, antes del lento recorrido desde el estómago hasta que llega al intestino delgado, un lugar estratégico, ya que es allí donde los alimentos, reducidos a sus componentes elementales, se vuelven asimilables. Una vez que llega al intestino delgado, el salvado ejercerá de nuevo su rol de pantalla entre el bolo intestinal y la pared del intestino delgado.

Veamos por qué esta propiedad del salvado de avena resulta beneficiosa para el diabético.

En el inconsciente colectivo, la diabetes es una enfermedad histórica inquietante pero que suele relegarse de forma muy irreflexiva a los ancianos moribundos. Esta visión de las cosas, desde luego, resulta ridícula, ya que hay diabéticos de todas las edades. Dicho lo cual, la diabetes es una afección que tarda algún tiempo en desarrollarse; esta enfermedad, dramáticamente silenciosa, solo se tiene en cuenta cuando el daño ya está hecho, cuando es profundo, está extendido y, con frecuencia, ya es demasiado tarde para encauzar el proceso.

En la profundidad intermedia del abdomen, tenemos un órgano llamado páncreas. Este órgano interviene en la digestión y es el que segrega la insulina, una hormona clave de la fisiología humana.

Cuando usted se sienta a la mesa, consume alimentos que contienen una parte considerable de glúcidos o hidratos de carbono. Los hidratos de carbono son el nutriente carburante por excelencia dentro del cual encontramos tres grandes subfamilias. Estas se distinguen por la combinación de sus elementos básicos y por las consecuencias que ello tiene en la rapidez y la intensidad de su asimilación por parte del organismo.

La primera es la familia de los azúcares lentos, los glúcidos llamados complejos porque están compuestos de cadenas de moléculas lo suficientemente largas y unidas para que su descomposición en elementos básicos dure más tiempo y haga posible que la asimilación sea progresiva y, por tanto, lenta. Seguramente usted los conoce con el término familiar, aunque poco apropiado, de «alimentos feculentos», una terminología cuyo uso ha terminado imponiéndose.

En este grupo se incluyen cereales como el trigo, el arroz, el maíz, el centeno o la avena.

También se incluyen los tubérculos, de entre los cuales el más conocido es sin duda la patata.

Y por último, están las legumbres: lentejas, judías, guisantes, garbanzos o habas.

Una segunda familia de azúcares, menos complejos y, por lo tanto, algo más fáciles de descomponer, procede de la fruta. El azúcar de la fruta es la fructosa, un azúcar que necesita una descomposición menor y que, gracias a ello, pasa con mayor facilidad y rapidez a la sangre. Cuando se consume a través de la fruta y no en zumo, el proceso resulta un poco más lento debido a las fibras que contienen la piel y la pulpa de la fruta. La leche proporciona unos azúcares con una composición bastante parecida. Se trata de la lactosa, cuya asimilación es ligeramente más lenta.

La tercera familia de los azúcares es la de los azúcares rápidos —los dulces—, que tienen una composición y una combinación todavía más simples; el más conocido y utilizado es la sacarosa, el clásico azúcar blanco de mesa.

Desde hace cincuenta años, el consumo de este azúcar industrial está aumentando de forma regular en todos los países occidentales en detrimento de las verduras y el pan. Se puede constatar este aumento en todos los sectores de distribución. ¿Por qué?

Por dos razones. En primer lugar, porque es el único nutriente en el mundo que posee el gusto dulce, un sabor hacia el que sentimos una atracción innata que nuestra educación se empeña en reforzar y, en segundo lugar, porque penetra de forma muy rápida. Al consumir un alimento rico en azúcar, obtenemos placer en la boca y una satisfacción inmediata por medio de su acción sutil en algunos mediadores químicos como la serotonina, más conocida por el nombre de «hormona del bienestar». El placer que proporciona el azúcar, intenso y rápido, explica fácilmente que este tipo de nutriente sea el alimento de compensación más habitual. Y quien dice placer, dice también «satisficio» y química cerebral de satisfacción y de conservar las ganas de vivir.

Dicho de otro modo, el placer en nuestra vida cotidiana está estrechamente relacionado con la energía vital. Por tanto es impensable, o incluso peligroso, pretender controlar o reducir nuestra necesidad de pequeños placeres diarios.

En esta familia de azúcares rápidos encontrará los caramelos, las golosinas y todo lo que habitualmente se denomina con el ambiguo y revelador término de *dulces*.

El más rápido de todos los azúcares rápidos es la glucosa que entra en nuestra sangre «como si estuviera en su casa», y que, con razón, es nuestro carburante natural, el que se controla dosificando la glucemia.

Ya tenemos las tres familias de azúcares de la gran categoría de los glúcidos.

Cada una de ellas tiene un sabor, una consistencia y un aspecto específicos, pero la digestión los acaba reduciendo todos a elementos básicos idénticos. Todos acaban en la sangre, pero su diferente resistencia a la descomposición los hace entrar en contacto con la pared del intestino delgado en un orden disperso.

La cantidad de glucosa en la sangre —la glucemia— se elevará de forma más o menos brusca según la naturaleza de los azúcares y, por tanto, de los alimentos que los proporcionan. El aumento de la glucemia depende de lo rápido que avancen estos azúcares por el tubo digestivo y, sobre todo, de su asimilación.

En este contexto es donde interviene la insulina.

Cuando la comida es rica en glúcidos, sobre todo si estos glúcidos penetran rápida e intensivamente, la glucemia aumenta de forma acelerada y enérgica. El organismo no soporta bien este exceso de glucosa que circula por la sangre y que acaba por ser nocivo. Esta nocividad resulta especialmente amenazadora debido a que la función de la sangre es la de aportar glucosa, energía y oxígeno a todo el organismo y, por tanto, no hay ningún órgano que no corra el riesgo de que esta sangre rica en azúcar le cause algún daño.

En cuanto la glucemia se eleva por encima de un gramo por litro, el organismo reacciona y el páncreas segrega insulina. Esta hormona tiene como misión llevar la glucosa que se encuentra en la sangre hasta sus dos lugares de almacenamiento naturales: el hígado y los músculos.

El hígado la guarda como reserva en forma de glucógeno inmediatamente disponible, lo que permite evitar las interrupciones de suministro que están relacionadas con los consumos variables según las actividades y los individuos.

En cuanto a los músculos, son los principales consumidores de glucosa del organismo. Tienen la capacidad de almacenar la suficiente glucosa para hacer frente a los gastos energéticos habituales.

En el caso del diabético, las cosas son diferentes. Su páncreas es genéticamente frágil y vulnerable. Al no tolerar la glucosa, el páncreas reacciona de forma desmesurada ante la presencia de glucosa en la sangre. De ese modo, segrega cantidades de insulina demasiado imprevisibles y significativas que lo fatigan. Con los años y con una alimentación demasiado rica en azúcares, a un páncreas estimulado con tanta frecuencia y de forma tan intensiva no le queda otro remedio que debilitarse.

En tiempos de penurias, cuando la alimentación era frugal y la esperanza de vida muy baja, había pocas ocasiones y poco tiempo para que estos páncreas manifestaran su fragilidad y las complicaciones que de ello se derivan.

Estadísticamente, el páncreas del diabético obeso comienza a debilitarse a los cincuenta años. Si no sigue ningún tratamiento, posteriormente aparecerán complicaciones mayores en los cinco años siguientes. Como hace mucho tiempo la esperanza de vida era inferior a los cincuenta y cinco años, las enfermedades y la mortalidad que causaba la diabetes resultaban poco alarmantes.

En la actualidad, la situación del diabético es muy diferente. El consumo de azúcares rápidos se ha disparado literalmente, la actividad física prácticamente se ha erradicado, y la esperanza de vida casi se ha duplicado en un siglo.

Para satisfacer las necesidades de producción y atraer al máximo de consumidores a través de la oferta, la industria agroalimentaria explota la amplia gama de sabores dulces, como argumento de *marketing*, para preparar productos cada vez más gratificantes y seductores. Esta conquista del público comienza por el niño, que está muy cerca de su dependencia genética al azúcar. Desde los años sesenta, cada temporada aparecen nuevos productos que favorecen los azúcares rápidos, los cereales refinados, la leche transformada: pan blanco, bollería, golosinas, postres lácteos y helados, sin contar la infinita variedad de copos de maíz y de refrescos. Por supuesto, todos salen al mercado reforzados por la publicidad que pone de relieve el nexo entre azúcar y placer, azúcar y bienestar, y azúcar y recompensa.

En este contexto de abundancia, sedentarismo y estimulaciones es donde se manifiestan las debilidades genéticas.

Desde la perspectiva que ofrece el salvado de avena, no podemos olvidarnos de que la fragilidad del páncreas y la predisposición a la diabetes son familiares y se transmiten genéticamente. Por tanto hay familias de diabéticos, y sus miembros son los que necesitan poner en práctica medidas de prevención y de protección desde su más tierna infancia. Y, aunque solo se trate de una probabilidad de transmisión —porque siempre es posible, como en el color de los ojos, tener algún pariente que no se vea afectado—, es necesario tomar medidas de prevención que deben explicarse bien, ser fáciles y poco exigentes en cuanto a su duración, solamente lo necesario para aliviar la función del páncreas. Cuanto antes se inicie la prevención, más eficaz será.

También es posible vivir toda la vida sin que la enfermedad se manifieste.

Esta prevención debe organizarse en torno a dos ejes.

El primer eje de prevención consiste en limitar el uso de los azúcares rápidos y de sabor dulce a su condición de alimento-recompensa que, en el caso de un diabético, tiene que ser algo ocasional.

En ningún caso es cuestión de prohibirlos, y todavía menos de demonizarlos, sino que simplemente es necesario regular su consumo.

Es evidente que una simple prevención debe permitir que el niño o el adolescente tengan la libertad de consumir los alimentos típicos de su edad. Se trata de hacerles comprender que esa libertad se tiene que controlar y, sobre todo, explicarles el porqué, apoyándose en el caso de la diabetes del pariente afectado por ella.

Actualmente, la alimentación humana se ha vuelto «diabetógena»: el acceso a los sabores extremos no solo se está banalizado sino que la competencia entre los grandes grupos de la industria agroalimentaria tiende a destacar el sabor dulce como una herramienta de *marketing* —igual que en el caso de lo salado, la grasa, los colorantes y los envases atractivos—, sin preocuparse de sus consecuencias en los individuos de una especie que no solo no está preparada para ello sino que, por el contrario, está programada para no poder sobrevivir a esto.

La educación para autolimitar los azúcares rápidos se tiene que compensar con la libertad a la hora de consumir azúcares lentos, a los que la gran mayoría de niños y adolescentes es adicta.

Es la ocasión ideal para que los padres transmitan mensajes favorables relacionados con las diferencias entre los numerosos miembros de la familia de los alimentos feculentos.

Es importante lograr que las jóvenes generaciones comprendan la repercusión que tienen en su cuerpo los alimentos que se llevan a la boca, que digieren y que dejan entrar en su último «santuario»: la sangre. También es conveniente explicarles la forma en que su cuerpo utiliza estos azúcares, que se comportan de forma tan diferente en nuestro motor corporal como la gasolina normal, la súper o el gasoil en un motor de combustión.

Los adolescentes y los niños no son tan reacios a la dietética como se suele afirmar. He tenido numerosas oportunidades de dirigirme a estudiantes de secundaria y de todos los niveles, y me he quedado impresionado por el interés que mostraban por lo que comían.

Recuerdo una conferencia en una clase del curso anterior al bachillerato, cuyo director me había comunicado su escepticismo con respecto a la implicación y el interés potenciales con los que me iba a topar. Tras encontrarme la clase bastante agitada, les pedí a los que tenían en su familia algún pariente diabético que levantaran la mano, y después se lo pedí a aquellos cuyo padre o madre hubiera tenido algún problema cardiovascular, algún infarto o un problema cerebral, y, por último, les pedí que hicieran lo mismo a los chicos con algún pariente que se hubiera enfrentado al cáncer.

En un abrir y cerrar de ojos, casi la mitad de aquellos adolescentes tenía la mano levantada. Ya había captado su atención. Mi objetivo era sensibilizarlos sobre cómo podían prevenir a través de una buena alimentación esos riesgos que tenían por herencia familiar. Doy testimonio de su atención e interés.

El azar quiso que en aquella clase hubiera un adolescente diabético y algunos otros cuyos padres habían sufrido mucho por no haberse preocupado por su patología. Creo sinceramente que la prevención solo puede ser eficaz si se apela al instinto y al afecto, que deben imponerse sobre la racionalidad y las manifestaciones eruditas o demasiado abstractas.

El segundo eje de prevención se centra en promover la actividad física

Y, además, no en términos escolares impuestos, sino explicando por qué el hecho de ejercitar el cuerpo mejora considerablemente su funcionamiento, su aspecto y su tonicidad.

Al diabético hay que hacerle entender que sus músculos han perdido la facultad de recoger el exceso de azúcar de la sangre, y que esta es la razón por la que su glucemia aumenta hasta llegar a resultar nociva. Para permitir que los músculos recuperen esa capacidad, el diabético tiene que hacerlos trabajar de forma regular. Un ejemplo que siempre da en el clavo: un músculo que trabaja con firmeza quema muchas más calorías de lo que se piensa (como media, treinta minutos andando rápido queman 144 calorías; treinta minutos de patinaje, 216 calorías; treinta minutos de bicicleta, 340 calorías y, si tiene usted el valor de subir escalones durante media hora, ¡460 calorías!). Pero ¿sabe lo que ocurre cuando se deja de hacer el ejercicio? Durante setenta y dos horas el músculo continúa funcionando, por supuesto sin hacer ruido, pero veinticuatro horas al día, día y noche, incluso mientras usted está durmiendo. Y este trabajo es proporcional al tamaño del músculo. Por eso, tanto para adelgazar como para controlar una diabetes, es esencial que estimule los músculos y desarrolle su masa.

Estas medidas de prevención hay que tomárselas en serio con el fin de evitar la pesadilla de los diabéticos que tienen que comprobar con regularidad el buen funcionamiento de la mayoría de sus órganos, entre los que el corazón, los ojos, los riñones y el sistema nervioso son los que están más amenazados.

Dentro de este mismo enfoque de prevención, el salvado de avena puede demostrar su increíble eficacia. ¿Cómo?

Desde que entra en la boca, el salvado forma con los alimentos una gran red gelatinosa que los absorbe y los atrapa a medida que estos son triturados y licuados. En el estómago, una vez mezclado con ellos, hace más lento su avance y retrasa la apertura inferior del píloro, y junto a ellos experimenta la trituración mecánica y la acidez local. El píloro solo se abre cuando el contenido del estómago, triturado y licuado, es lo suficientemente fluido como para salir de allí.

Y, una vez más, es en el intestino grueso donde se ejercerá la acción específica del salvado. Los azúcares rápidos, que son los primeros en llegar, se quedarán inmovilizados y retenidos en las mallas finas y adherentes de sus redes.

Entonces, la sangre, ávida de su azúcar alimenticio reemplazado por la potente absorción del intestino delgado, acabará por expulsar y absorber gran parte de esos azúcares, pero de manera mucho más lenta que si no hubiera salvado de avena. Y una pequeña parte de los azúcares, que está bien aferrada, resistirá y terminará, después de un largo tránsito por el intestino grueso junto con las fibras, en las heces.

De este modo, el salvado de avena no solo retrasa de una punta a la otra del tubo digestivo el avance de los azúcares y se ocupa de asimilarlos y de que pasen a la sangre más lentamente, sino que también elimina de forma íntegra y simple una cantidad pequeña pero nada despreciable de esos azúcares.

Resultado: la simple presencia del salvado de avena transforma los azúcares rápidos en azúcares lentos. También evita los picos máximos de glucemia que «sacuden» el páncreas, obligándolo a segregar importantes cantidades de insulina que, a la larga, acaban debilitándolo. Igualmente, hay que saber que la insulina, además de su acción frontal y específica en el azúcar, abre el apetito y favorece la acumulación de las grasas, facilitando así el aumento de peso. Y del mismo modo que el sobrepeso prepara el terreno para la diabetes y la agrava, nos encontramos inmersos en un círculo vicioso que favorece un asombroso aumento de la diabetes y también del sobrepeso y, como consecuencia de ambas cosas, de las complicaciones cardiovasculares.

¡¡Atención!! Es conveniente evitar las ambigüedades. El salvado de avena no pretende regular por sí solo el problema de la diabetes. Actualmente, cuando se diagnostica una diabetes, hay un gran número de medicamentos que se combinan para mantener la glucemia por debajo de concentraciones nocivas. Ninguno de estos medicamentos cura la diabetes, pero su combinación trata de retrasar su evolución y, con ella, que aparezcan las complicaciones.

El único tratamiento inteligente de verdad es el de la prevención. Precisamente, debido a que a día de hoy la diabetes todavía no tiene cura, en las familias diabéticas donde se sabe que el terreno es favorable, durante la primera mitad de la vida en la que la diabetes permanece oculta y los medicamentos no sirven para nada, se puede actuar por medio de la alimentación y de la actividad física. Y, en este frente de resistencia reservado a la alimentación, el salvado de avena resulta un aliado imprescindible.

El momento más indicado para tomar salvado de avena es ante las primeras manifestaciones de la diabetes. Cuando, por primera vez, en un análisis de sangre, en una familia con antecedentes de diabetes, la glucemia alcanza y sobrepasa 1,10 gramos por litro, y si estos niveles se confirman durante seis meses, el salvado de avena puede retrasar por sí solo la evolución de la incipiente diabetes, o incluso mantenerla a raya si se pone toda la carne en el asador, actividad física incluida.

¿Cómo? ¿Con qué dosis y a qué ritmo?

De entrada, con la dosis máxima, en cualquier tipo de presentación: en los productos lácteos o en forma de tortas, crepes, blinis, masa de pizza... Un mínimo de tres cucharadas soperas al día.

Para aumentar los efectos, la mejor posología es una cucharada por la mañana, dos al mediodía y dos por la noche.

Lo ideal es consumir el salvado de avena durante la comida para mezclarlo bien con los alimentos. Las personas que lo usan en forma de crepes deben evitar la yema del huevo y utilizar solo la clara.

Por último, como la diabetes se puede asociar al sobrepeso o al colesterol, el salvado de avena está especialmente indicado en esta combinación de alto riesgo.

Conclusión: esté atento. Si usted es joven y no diabético, pero procede de una familia en la que uno de los padres es diabético, considere el salvado de avena como un amigo, nunca lo repetiré lo suficiente. Si, en cambio, su herencia es doble (padre y madre afectados), no consumir ni siquiera un poco de salvado de avena ya no sería una tontería, sino una equivocación.

En la actualidad se ha demostrado que el salvado de avena ralentiza el avance de los azúcares rápidos. Al incluir una dosis suficiente de salvado en su alimentación, no tiene nada que perder, y sí mucho que ganar. Si empieza a consumir pronto el salvado de forma regular, estoy convencido de que vivirá más años y en mejores condiciones.

3

EL SALVADO DE AVENA Y EL CÁNCER

El salvado de avena puede ayudar de dos maneras a la prevención: gracias a la acción que ejerce en el sobrepeso y, como consecuencia, en el cáncer de colon.

Algunos estudios y estadísticas realizados a nivel mundial han establecido, de manera firme e irrevocable, un paralelismo entre sobrepeso y cáncer. Todo lo que suponga reducir la obesidad influye, por tanto, en la incidencia del cáncer.

A través de su acción local de pantalla, al igual que sucede con algunas otras fibras que se toleran bien, el salvado tiene una acción protectora contra los cánceres digestivos y, especialmente, contra el cáncer de colon, uno de los más frecuentes entre los hombres.

Se sabe —a partir de los trabajos de numerosos epidemiólogos internacionales— que en los países en los que se consumen muchos cereales y, por extensión, fibras vegetales, la población que padece cáncer de colon es inferior a la que lo padece en los países donde, por el contario, la industria agroalimentaria, bastante sofisticada, refina los cereales y reduce su contenido en fibras.

Esta es una buena ocasión para interesarnos por la incidencia que tienen los productores de la industria agroalimentaria, los responsables de la gran distribución y los publicitarios en la alimentación del consumidor medio.

Estos tres grupos controladores que administran nuestros alimentos, orientan nuestras necesidades y, con bastante frecuencia, convierten en realidad nuestros deseos y nuestros gustos, persiguen dos simples objetivos: producir cada vez más y encontrar consumidores.

Consumir es un comportamiento que organiza y manipula nuestra vida diaria. Nuestras necesidades fundamentales, las que aseguran nuestra supervivencia y nuestra reproducción —sobre todo, la facilidad para acceder a los alimentos— están aseguradas en el caso de la gran mayoría de los occidentales desde hace más de un siglo. En nuestros países, en los que reina la abundancia, el hambre está casi erradicada.

Sin embargo, muchas otras necesidades que no están relacionadas con la supervivencia sino con la calidad de vida, el bienestar y la felicidad han llegado a ser infinitamente más difíciles de satisfacer.

La sexualidad se ha empobrecido cuando los sexos han dejado de ser complementarios.

El mundo del trabajo se ha degradado, se ha fraccionado.

La vivienda se mide en metros cuadrados; el hogar ya no es el centro de gravedad de la familia.

El hecho de pertenecer a un grupo se ha convertido en una esclavitud de masas que ya no está compuesta por individuos familiares y solidarios.

El placer instintivo del cuerpo de hacer algo para vivir se ha visto desbancado por las máquinas.

La naturaleza, la tierra, el mar, los bosques, el cielo despejado y los animales han perdido gran parte de su capacidad de hacer feliz al hombre.

La necesidad de jugar para desarrollarse y conocer la vida se reduce en la mayoría de los casos al universo pasivo de la televisión.

En cuanto a la necesidad de la religión, después de haber

formado parte de todas las sociedades y civilizaciones humanas, se aleja de la nuestra, y se empequeñece así nuestro destino y el sentido de nuestra existencia.

Y la necesidad de la belleza, tan cercana a la religión, ha dejado paso al culto de lo que resulta rentable, a la especulación, ¡al «mercado del arte»!

Todas estas necesidades y placeres que identifican al hombre no son conquistas individuales ni culturales, sino que más bien están grabadas en nuestro ser.

Pero hoy en día, se ven suplantadas por otras necesidades puramente económicas: las necesidades de la sociedad.

En la actualidad, nuestra forma de vivir tiende a rechazar las satisfacciones naturales y gratuitas, en beneficio de las artificiales y superficiales pero que se venden.

En lo que respecta a la alimentación, la oferta es exageradamente variada, y se renueva sin cesar para que el hombre saciado nunca llegue a hartarse. Las herramientas de adicción recurren a sabores cada vez más intensos que nos recuerdan a los psicotrópicos debido a la gran influencia que tiene su acción en nuestro cerebro. Además, estos productos salen al mercado porque son lo más atrayentes, seductores y tentadores posible. Hasta las frutas y las verduras se tratan de forma intensiva para que lleguen a ser lisas y brillantes, clasificadas y protegidas de cualquier imperfección. De lo contrario, ¡nadie se interesaría por ellas! Las verduras «estropeadas», las frutas manchadas o que simplemente tengan un color que resulte sospechoso ante nuestros ojos de personas asépticas (sin pasión), en definitiva, las verduras y las frutas tal y como las consumían nuestros antepasados, se destruyen inexorablemente.

En esta conquista de la artificialidad y el lustre, todo lo que huele a natural o a rústico se deja a un lado y se clasifica como «bio». Para el gran consumo se necesitan alimentos domésticos, manejables y que sean blandos para los dientes.

De ahí el pan blanco, el pan del rico: el pan de molde. ¡Adiós a la harina rústica del campesino! El hombre moderno ha sido adiestrado para que le guste el pan de ciudad del rico, el pan preparado con la harina blanca desprovista del tejido natural de sus fibras. Lo mismo ocurre con todas las farináceas de tipo industrial: pastas, arroces precocinados o purés.

Desde hace un siglo, para satisfacer las obligaciones de producción, cada año se utiliza un número mayor de alimentos refinados, empobrecidos y alterados, llenos de pesticidas, colorantes, aditivos, agentes de textura y potenciadores de sabor. De este modo se obtienen productos sin textura ni residuos naturales pero ricos en productos sintéticos, en alérgenos de todo tipo que contaminan nuestro sistema digestivo. El colon acumula productos demasiado refinados y advierte que su tránsito se vuelve más lento. Las materias y los residuos se quedan estancados mientras se almacenan los productos de riesgo que estos transportan, aumentando así el tiempo que están en contacto con la pared intestinal. Algunos de estos productos de riesgo son incluso realmente cancerígenos.

Aunque quizás le haya parecido que me he desviado del tema, por desgracia, todo esto nos permite explicar el porqué del aumento regular del cáncer de intestino.

De forma paralela, un gran número de trabajos tienden a demostrar que el sobrepeso y la obesidad desarrollan una acción cancerígena, especialmente en las mujeres. Los adipocitos, las células de acumulación activa de las grasas, poseen una acción hormonal que estimula la producción de estrógenos que, según parece, pueden tolerar mal los tejidos sexuales femeninos: el útero y los senos. Ahora bien, en las personas con un sobrepeso considerable y, sobre todo, en los obesos, cuando los adipocitos están hipertrofiados y ya no pueden almacenar más grasa se separan. Por lo tanto, los obesos no solo tienen más grasa sino también más adipocitos y, debido a esto, más estrógenos y un riesgo mayor de cáncer en el caso de las mujeres. Todos los oncólogos lo saben, e insisten a sus pacientes de riesgo para que traten de reducir el peso y la obesidad.

El salvado de avena ejerce una doble acción de protección contra el cáncer: una acción local, al proteger la mucosa del colon, y otra, más general, al reducir el sobrepeso y sus consecuencias hormonales.

El salvado de avena actúa en el sobrepeso de diversas maneras. Recapitulemos:

- El salvado de avena nos sacia.
- Tiene un sabor y una consistencia agradables.
- Es rico en proteínas.
- Reduce la producción de insulina que facilita el almacenamiento de las grasas.
- Y, sobre todo, ayuda a perder calorías en el intestino delgado cuando se apodera de los nutrientes y de las calorías que arrastra consigo en las heces.

Todas las propiedades enumeradas permiten afirmar que el salvado de avena es un alimento que facilita el adelgazamiento y, de esta manera, protege de numerosos cánceres.

La acción intestinal directa se desarrolla de forma local. Al cuajarse en el tubo digestivo en una dosis suficiente, el salvado se mezcla con los alimentos; pasa por el estómago, lo estira, después llega al intestino delgado, lo saquea, y finalmente llega al colon.

En el colon, no solo participa en el modelado y la consistencia interna de las heces sino que, además, se deposita en sus paredes. Se comporta como una vaina de protección semiaislante que crea una pantalla entre los productos que pueden ser cancerígenos y la pared del colon.

Actualmente se sabe que, a partir de los cuarenta años, una parte considerable de la población desarrolla pequeños pólipos intestinales, pequeños tumores benignos que no son graves pero que los gastroenterólogos extirpan como medida preventiva. Ellos saben que el tiempo y el contacto prolongado con sustancias de riesgo o cancerígenas pueden transformar estos pólipos en un cáncer.

Se estima que, normalmente, tienen que pasar siete años para que un pólipo de riesgo se convierta en un cáncer, y el papel de la alimentación industrial y de la contaminación tiene mucho que ver con en esta estimación del riesgo.

Por tanto, para luchar contra el exceso alimentos cada vez más refinados, contra la cantidad cada vez más elevada de productos sospechosos de ser o que son abiertamente cancerígenos, tres cucharadas soperas de salvado de avena ayudan a proteger el bolo intestinal y se convierten en una pantalla para la mucosa del colon.

Ahora bien, el uso del salvado de avena para prevenir el cáncer solo tiene sentido si hay buenas razones para sospechar que existe algún riesgo por antecedentes familiares o debido a la región donde vivimos. En todos los demás casos, al no haber otros factores asociados al cáncer, no es necesario, salvo en el caso de las personas a las que les gusten los cereales rústicos, vivir y alimentarse con el miedo de ponerse enfermo.

Infinitamente más alarmante es constatar que el riesgo de sobrepeso no dejará de aumentar en las próximas décadas; que la diabetes, que es la mejor compañera de la obesidad, ya aparece registrada en una curva que está subiendo continuamente, y que el corazón del hombre occidental, sobre todo del fumador y del sedentario, se ha convertido en un órgano de alto riesgo.

En un contexto semejante, en el que los principales riesgos están relacionados entre sí, el salvado de avena adquiere su verdadera dimensión, puesto que se trata de un alimento que opone resistencia y que ayuda a prevenir todas estas patologías potenciales.

Y como no se trata ni de un medicamento ni de una poción repelente sino de uno de los cereales más suaves y más indicados para la prevención, no puedo dejar de defender que lo incorporemos a nuestros hábitos alimentarios.

4

El salvado de avena y el estreñimiento

El estreñimiento es una enfermedad del progreso, igual que el sobrepeso, el colesterol, la diabetes e incluso el cáncer. Es, con diferencia, la menos preocupante, pero, al mismo tiempo, es la más extendida, y afecta más a las mujeres que a los hombres. Es una enfermedad propia de la civilización moderna en un doble sentido, tanto el del contenido —los alimentos— como el del continente —el propio intestino—, puesto que ambos participan en la ralentización del tránsito intestinal.

Por lo que respecta al contenido —los alimentos—, encontramos un buen número de razones que explican el estreñimiento y que ya se han comentado en las causas del cáncer de colon.

La alimentación actual se aleja cada vez más de la alimentación natural, la alimentación adaptada al hombre, a su medio ambiente y a su fisiología original. Nuestra alimentación diaria se ha basado durante mucho tiempo en lo artesanal. En la actualidad, en cambio, el 70% de lo que nos llevamos a la boca es de origen industrial.

El proceso industrial es mixto, físico y químico, pero, de una manera u otra, va acompañado casi inevitablemente de una pérdida de estructura o de consistencia que se parece a una «predigestión».

El atún en conserva, por ejemplo, es precisamente un prototipo de producto desestructurado: se coge atún fresco, se mete en una lata y se le hace pasar por un tratamiento industrial que reblandece y reduce considerablemente su consistencia de pescado con una carne muy firme. Sucede lo mismo con cualquier tipo de conserva, incluidas las verduras que ven cómo desaparece su tejido. Un espárrago enlatado está más tierno que uno fresco, y eso cambia su palatabilidad —el placer que se experimenta en la boca; y algunas personas los prefieren así, pero ese cambio de textura afecta al mismo tiempo a la resistencia que opone a los dientes, a la digestión y a la asimilación.

Todos los que preparan, cocinan o conservan un alimento lo someten a un tratamiento que asegura su conservación y su almacenamiento en el caso de una venta que se retrasa. Además, el impacto de los aditivos, las cocciones prolongadas y las salazones se suman para acabar con la resistencia natural del alimento. Por último, las obligaciones del *marketing*, del consumo fácil, de la presentación apetitosa refuerzan también estas transformaciones industriales. El ejemplo más gráfico es el de los zumos de fruta o de verdura de los comercios. Un zumo de naranja es un líquido que procede de la acción de exprimir la fruta que retiene, a través del filtrado, el tejido orgánico y vegetal. Ahora bien, las fibras se concentran precisamente en esta pulpa, y si estas se eliminan dejarán la fruta sin estructura, sin consistencia y con poca resistencia.

Se puede afirmar lo mismo de la mayoría de los productos de charcutería, de los quesos, las conservas, las farináceas, la bollería, los pasteles, los biscotes y las galletas. Cuando usted consume alimentos industriales, estos siguen el mismo recorrido digestivo que los alimentos naturales y experimentan la acción mecánica del estómago, la acción enzimática del intestino delgado. Al intestino grueso, donde deberían ir a parar las fibras y los desechos que no se pueden asimilar cargados de agua, solo llega un bolo pobre y deshidratado que no ofrece a las contracciones del colon la ayuda suficiente para que su contenido consiga avanzar.

Este estancamiento se denomina estreñimiento.

Por lo que respecta al continente —el propio tubo digestivo—, su motricidad y sus secreciones también están alteradas por el modo de vida y el ambiente propios de nuestras civilizaciones llamadas posmodernas y que, con frecuencia, son factores que generan ansiedad.

¿Cómo es posible que el sufrimiento de la persona pueda disminuir la velocidad de su tránsito intestinal?

Porque el tubo digestivo es, junto con la espalda, uno de los órganos más sensibles al estrés y a la falta de satisfacción. El estómago, con sus úlceras psicosomáticas y, sobre todo, el colon, con la colitis, los gases, el meteorismo y las flatulencias, son una especie de tambor en el que resuenan todas las contrariedades, todas las frustraciones. El biólogo sabe que una rata estresada por una simple pinza que no le hace daño en la cola desarrollará unas cuantas semanas después una úlcera de estómago.

La colitis espasmódica es una afección que ha avanzado de forma fulgurante en las últimas décadas. Los gases y los espasmos generan una hipermotricidad intestinal muy dolorosa.

Los intestinos son músculos circulares cuya contracción rítmica y suave hace que el bolo intestinal avance. Ahora bien, el desorden espasmódico, el anquilosamiento crispado y las segregaciones digestivas alteradas generan gases, ventosidades, calambres dolorosos y borborigmos (ruidos abdominales).

La colitis espasmódica crea ligaduras que estrangulan el colon en diversos puntos y disminuyen la velocidad de su tránsito o incluso lo interrumpen. La eficacia de los tranquilizantes y los antidepresivos para los principales síntomas de esta afección demuestra que el origen del estreñimiento doloroso es psicológico.

Los gastroenterólogos consideran el estreñimiento una auténtica enfermedad de la civilización moderna, un marcador del estrés generado por la acumulación de las tareas y las responsabilidades adquiridas, sobre todo por las mujeres, a lo largo de los últimos cincuenta años. Por mi parte, yo diría lo mismo del sobrepeso.

¿Y el salvado de avena?

Al ser natural y contener las mejores fibras solubles que se conocen, también en este caso el salvado de avena puede ser beneficioso.

Al salir del intestino delgado, donde ha conseguido retener su pequeño botín de nutrientes y calorías, el salvado, mezclado con lo que queda de bolo alimenticio, entra en el colon a través del ciego, recorre el colon de un extremo a otro, sube por el colon ascendente, atraviesa el colon transverso y baja por el colon descendente hasta la ampolla rectal. Allí, el salvado sale del cuerpo junto con las heces.

A lo largo de este recorrido por el colon, sus fibras, debido a su solubilidad, absorben las calorías extraídas en el intestino delgado y se empapan de agua. La función del colon es desecar el bolo intestinal para elaborar las heces. Pero el agua está lo suficientemente impregnada en las fibras de vacuolas del salvado como para resistir esa absorción, y queda una parte suficiente de dicha agua para humidificar las heces.

Así, gracias al salvado y a sus fibras, las heces se mantienen húmedas y moldeables. Las contracciones del colon podrán reforzarse y encontrar suficiente resistencia para hacer que avancen.

Así es como, de forma totalmente natural, el salvado de avena favorece el tránsito intestinal. Y esta acción es muy diferente de la que ejerce el salvado de trigo, tan conocido por su acción contra el estreñimiento. La diferencia reside en la naturaleza de las fibras. Las del salvado de trigo son fibras no solubles y que no absorben bien el agua. Ejercen su acción sobre el volumen de las heces y sobre el efecto laxante de sus fibras, que están contraindicadas en todos los cólones sensibles puesto que favorecen que se multipliquen los gases, las flatulencias y el meteorismo doloroso.

Por el contrario, el salvado de avena, que en una solución cuaja, ejerce una acción muy suave de simple humidificación y conservación del volumen de las heces en los siguientes casos:

- En mujeres estresadas, agobiadas por el ritmo del modo de vida actual y que se alimentan con productos demasiado refinados: alimentos industriales preparados para el consumo, arroz blanco, harina blanca, pan de mijo, purés liofilizados, galletas, copos de maíz, zumos de fruta filtrados e incluso alimentos desvitalizados, predigeridos, que están muy lejos de su textura natural.
- En mujeres sedentarias cuya musculatura abdominal no está lo bastante tensa y tonificada como para sostenerse en las vísceras y hacer que estas avancen.
- En personas cuyo intestino tiene una motricidad exacerbada que se contrae y se crispa ante la insatisfacción y el estrés.
- Cuando consumimos un contenido alimentario empobrecido ante la necesidad de simplificar y rentabilizar la producción, y que al estar desprovisto de su composición rústica y natural se ha vuelto demasiado salado, demasiado dulce y demasiado graso.
- Cuando consumimos un contenido alimentario demasiado rico en sabores apetitosos que saben retener a un público que busca sensaciones fuertes y que lo llevarán a una agradable adicción a alimentos de recompensa y gratificación que excluye todos los que son más naturales y están más adaptados a la programación de los orígenes humanos.

Una alimentación así demuestra una tremenda necesidad de sensaciones, y por consiguiente una necesidad alarmante de compensar una insatisfacción y un conflicto entre una naturaleza básicamente humana y un entorno alterado. Esta distancia entre sus verdaderas necesidades y la vida que lleva en realidad es uno de los problemas más importantes a los que se enfrenta el hombre moderno.

El mundo se preocupa por el medio ambiente y la ecología. Las instituciones, los partidos políticos, los gobiernos, los filósofos e incluso los hombres de Dios hacen propuestas para proteger el medio ambiente y una producción duradera. ¡Me parece perfecto!

Pero ¿quién habla de la ecología humana? ¿Quién se preocupa de nuestra agotada capacidad de adaptación para acoplarnos a un modo de vida nocivo, artificial y desnaturalizado? Disfrutamos de la rueda, el arado o la cerámica. Nos encandilamos ante la máquina de vapor, nos entusiasmamos con la electricidad. Después empezamos a tener necesidades inventadas a partir de cero por los avances de la técnica: el automóvil, el tren, el cine. Entonces aparecieron las primeras innovaciones duales, las que aportaban el mismo número de beneficios que de perjuicios: la producción en masa, la televisión e incluso el teléfono, que facilita tanto la comunicación como el alejamiento físico.

Y, por último y a un ritmo acelerado, llegaron las «falsas» necesidades, de innovaciones, de diversión, que aportan más perjuicios que beneficios, de invitaciones sin duda alguna seductoras, que generan satisfacciones superficiales pero que no satisfacen, en cambio, el núcleo básico del placer.

Nunca se recrea ningún invento. Yo abogo y defiendo solamente que, junto a la ecología medioambiental, aparezca lo que yo llamaría una «ecología humana», cuya razón de ser consiste simplemente en fomentar el bienestar y la felicidad del individuo.

Este objetivo aparentemente utópico es simple: basta identificar las verdaderas razones humanas, las que sabemos que nos complacen de forma fácil y natural. Y empezar por asegurar esas satisfacciones antes de dedicarse a las demás, que solo ofrecen una satisfacción superficial, estimulante porque es nueva, pero fugaz y que se acaba muy rápido sin que por ello consiga satisfacer la necesidad original.

El salvado de avena aporta una solución que forma parte integral de esta nueva ecología humana.

Un alimento sabroso, un alimento relajante, un alimento esencial que protege contra los principales factores de riesgo que complican la vida de los humanos, un alimento que se puede cocinar, un alimento que lucha abiertamente contra el sobrepeso, un alimento beneficioso, que aporta satisfacción y que contribuye a un mayor bienestar psicológico, al bienestar en general y, atrevámonos con la palabra, a la felicidad.

TERCERA PARTE

CÓMO DEGUSTARLO EN 46 RECETAS

Al ver las impresionantes cualidades y virtudes del salvado de avena, algunas personas podrían pensar que semejante panacea, al igual que el aceite de hígado de bacalao, se tiene que consumir necesariamente tapándose la nariz.

Nada más lejos de la realidad: el salvado de avena no solo es un alimento que ayuda a adelgazar y que es casi medicinal, sino que también es un producto con una calidad, un sabor y una consistencia que se prestan a diversas preparaciones culinarias, a cuál más apetitosa.

Para empezar, nos vamos a detener en la el producto mismo y en la forma en que hay que comprarlo.

«Salvado» es el nombre que se le da al recubrimiento fibroso de un cereal. Del mismo modo que el salvado de trigo es el revestimiento externo del grano de trigo, el salvado de avena es el recubrimiento fibroso que envuelve el grano de avena.

Los cereales son productos muy codiciados por todo tipo de insectos y parásitos. Por eso, para garantizar una productividad elevada, se tratan con pesticidas pulverizados por vía externa, lo que contamina más el salvado que el grano. Debido a ello, es siempre preferible que el grano de avena, al igual que el de otros cereales, frutas y verduras, sea de agricultura biológica, con tan pocos pesticidas como sea posible. Sin embargo, teniendo en cuenta su escasez actual, los aprovisionamientos de salvado de avena biológicos no alcanzan a satisfacer la demanda, por lo que habrá que esperar a que la demanda presione para que nuevos agricultores se dediquen a ello. Cuenten conmigo para animarlos a hacerlo.

Cuando busque salvado de avena, descubrirá que se encuentra en múltiples presentaciones, de distintos pesos y marcas.

Lo primero que tiene que saber es que hay salvado de avena con o sin germen.

¿Qué es el germen? Es una pequeña reserva energética que acompaña al grano. Es el equivalente de la yema de huevo, que permite que el polluelo que se está desarrollando disponga de los medios necesarios para subsistir. El germen del grano de trigo o de avena desempeña el mismo papel que la yema de huevo: le procura al grano la reserva energética necesaria para sobrevivir hasta que esté maduro. No resulta sorprendente que esta reserva, que se concentra en un espacio minúsculo, sea rica en grasas.

Si usted está siguiendo un programa de adelgazamiento o de control de peso estricto y tiene que consumir varias cucharadas soperas de salvado al día, debe evitar el germen, para reducir así el número de calorías. Si, por el contrario, o bien solo toma una cucharada sopera al día o bien utiliza el salvado por una razón distinta a la del sobrepeso, no tiene motivo para dejar de tomarlo, ya que el germen de avena está compuesto de ácidos grasos saludables y de elevada protección. Y, sobre todo, el germen mejora todavía más la palatabilidad y el sabor del salvado.

A quien no aprecia una diferencia notable entre el salvado con y sin germen. Hay también quienes lo prefieren sin germen. Sin embargo, si usted nota una diferencia de sabor considerable, no dude en conservar el germen. El placer, nunca dejaré de repetirlo, es el primer aliado de quien trata de controlar su alimentación y su peso.

Existen envases de diferentes tamaños, desde bolsas de 250 gramos hasta sacos de 10 kilogramos. Lo ideal es el paquete de 250 gramos de uso individual no profesional. Una cucharada sopera de salvado de avena pesa entre 10 y 15 gramos. A razón de tres cucharadas soperas de salvado al día, el consumo diario ronda los 40 gramos; por tanto, se consume un paquete a la semana. Esto le permite mantenerlo en seco sin que pierda el sabor, las propiedades gustativas y la capacidad para absorber agua y nutrientes; es decir, su cualidad esencial.

Cierre el paquete después de usarlo. La forma más simple de hacerlo es con una pinza para tender la ropa.

No meta nunca el salvado de avena en el frigorífico, y menos aún en el congelador: ¡lo mataría «con frialdad»!

El salvado de avena, por su naturaleza, tiene un tacto suave en la boca. Esta consistencia es una consecuencia de su solubilidad y, como en el caso de la pectina, de su capacidad de espesar. No es recomendable tomarlo en seco, con una cuchara, ya que absorbe inmediatamente la saliva y, hasta que no se ha saturado, se queda pegado en la boca. Sin embargo, hay pacientes a los que les encanta tomarlo así. Preparado en un medio líquido, como el agua, la leche o los productos lácteos, se impregna de ellos y encuentra en la leche el mejor elemento para ablandarse.

Trate de triturar o batir el salvado de avena lo menos posible. Eso le haría perder el tejido vegetal y, con ello, una buena parte de sus propiedades más eficaces, de su densidad y de su resistencia en la boca. No obstante, es cierto que para preparar algunas recetas es necesario mezclar el salvado para obtener una preparación más fina y suave y que se conserve así el placer de su degustación.

El salvado de avena es dulce al paladar, casi azucarado en el caso de las avenas americanas o escandinavas. Este sabor se debe a que contiene beta-carotenos. Al cocinarse, el contenido de beta-carotenos se eleva por concentración, de modo que, en la superficie de una torta hecha a la plancha, se crea una película ligeramente caramelizada que algunos cocineros espesan añadiendo polvo de calabaza. Este dulzor natural se aprecia más en las preparaciones de poco espesor, como las crepes desleídas en leche, que a mucha gente le gustan al natural, por lo que no resulta necesario añadirles azúcar o edulcorante.

En repostería, el salvado se puede endulzar con azúcar si no se pretende controlar el peso. En caso de sobrepeso, el salvado se puede endulzar con aspartamo en polvo que se añade a la preparación de la pasta. Debe saberse, no obstante, que el sabor dulce del aspartamo se estropea cuando se cocina a altas temperaturas o en cocciones prolongadas. En tal caso es preferible preparar tortas o crepes sin edulcorante, y espolvoreárselo por encima cuando ya estén cocinadas.

También se le pueden añadir especias. Las más apreciadas son la canela, la vainilla y el agua de azahar. Elija siempre las especias por su aroma. Asimismo, los aromas en polvo o en jarabe son muy prácticos. Inclínese siempre por los aromas naturales, en lugar de los sintéticos. No estropee el salvado de avena con vainilla industrial, por ejemplo.

Pruebe también el jengibre, que hace maravillas con las tortas.

En las preparaciones saladas, resulta ideal añadirles hierbas provenzales bien secas a la pasta. Después de la cocción, resultan un maravilloso potenciador del sabor, que dan además consistencia y un excelente «crujiente» que convierten la torta en algo sofisticado.

Por último, es posible, y resulta delicioso, agregarle a la pasta unos cuantos granos de sésamo bien tostados.

Torta dulce, torta salada:
las dos recetas básicas e históricas de mi método

Como ya he explicado más arriba, el concepto del salvado de avena nació gracias al amor que me une a mi hija Maya.

Para ella, y gracias a ella, creé esta torta, que le ha aportado a mi método lo que le faltaba: un glúcido especialmente lento, sabroso, que sacia y ayuda a adelgazar, fácil de preparar, así como también una protección casi medicinal dentro de los cuatro grupos en los que la vida de un occidental de nuestros días puede correr algún tipo de riesgo.

Dado que todo empezó con esta torta —torta azucarada o edulcorada para unos, y torta salada para otros—, he decidido concederle un papel estelar aislándola de la retahíla de recetas que la acompañan.

Si tiene usted sobrepeso y está a dieta, coincidirá conmigo en lo interesante que resulta poder contar con este humilde preparado de la familia de los glúcidos que le alegrará la dieta, le saciará el apetito y le hará posible dar rienda suelta a su imaginación culinaria.

Si es diabético, le permitirá consumir un glúcido lento y de penetración progresiva que tiene el mismo sabor que el pan y la consistencia de una torta o de un blinis, sin tener que estar pendiente del fastidioso tema de las cantidades.

Si sufre de estreñimiento, recuperará sin esfuerzo un tránsito intestinal más confortable y menos seco, a la vez que les ofrecerá a sus intestinos circulares un punto de apoyo para poder avanzar.

Si tiene colesterol, pida cita para volver a hacerse unos análisis dos meses después de haber empezado: se sorprenderá de los resultados.

Y si no le ocurre nada de esto, disfrute pensando que tiene muchas posibilidades de que no llegue a ocurrirle durante mucho tiempo.

En cuanto a ustedes, lectoras y lectores, si por ventura la imaginación los llevara a descubrir alguna nueva receta o una nueva indicación del salvado de avena, hagan el favor de comunicármelo. Les prometo que pondré sus nombres.

La torta salada

Preparación: 1 minuto
Cocción: de 2 a 3 minutos
Para 1 persona

1 1/2 cucharadas soperas de salvado de avena
1 1/2 cucharadas soperas de queso fresco con un 0% de MG
1 clara de huevo o 1 huevo entero, según lo indicado
sal, pimienta y hierbas de Provenza

Mezcle el salvado de avena, el queso fresco y el huevo hasta obtener una pasta homogénea. Añada hierbas al gusto y salpimiente. Vierta la mezcla en una sartén y deje que se cueza a fuego medio entre 1 y 2 minutos. Dele la vuelta con la ayuda de una espátula y cuézala el mismo tiempo por el otro lado.

La torta salada se puede consumir a modo de pan. Puede servir de base para los ingredientes de un sándwich, y puede tomarse como un blini, sobre el que se puede poner una hermosa loncha de salmón ahumado o una loncha de pavo, de pollo o de jamón desgrasados. Puede utilizarse como base para una pizza, en la que es posible elegir una gran cantidad de opciones, en especial, atún al natural acompañado de tomate fresco o en *coulis,* unas cuantas alcaparras y crema de queso fresco esparcido por encima.

La torta dulce

Preparación: 1 minuto
Cocción: de 2 a 3 minutos
Para 1 persona

1 1/2 cucharadas soperas de salvado de avena
1 1/2 cucharadas soperas de queso fresco con un 0% de MG
1 clara de huevo o 1 huevo entero, según lo indicado
edulcorante sintético tipo aspartamo

Mezcle el salvado de avena, el queso fresco y el huevo hasta obtener una pasta homogénea. Añada el aspartamo o una cucharadita de café de Hermesetas. Vierta la mezcla en una sartén y deje que se cueza a fuego medio entre 1 y 2 minutos. Dele la vuelta con la ayuda de una espátula y cuézala el mismo tiempo por el otro lado.

La torta dulce se puede consumir como una torta de repostería.

Si se le añade un poco de leche, puede servir para preparar crepes más fluidos y, por lo tanto, más finos.

Puede servir también para preparar brownies de chocolate, elaborados con cacao desgrasado.

Puede hacer galletas cortando la torta con un cuchillo o con un molde. Métalas después en una bandeja de horno 5 minutos por cada lado (termostato al 7).

La torta dulce ganará en sabor si la aromatiza con vainilla, canela o agua de azahar.

RECETAS SALADAS

Bocaditos de calabacín y feta

Preparación: 10 minutos
Cocción: 15 minutos
Para 20 bocaditos

1 calabacín
1 cebolla
2 huevos
1/2 caja de queso feta con un 9 % de MG
3 cucharadas soperas de salvado de avena
1/2 manojo de albahaca
sal y pimienta

Precaliente el horno a 220 °C.

Ralle el calabacín sin pelarlo. Corte la cebolla muy fina. Pique la albahaca y desmenuce el queso feta.

En una fuente, mezcle el calabacín, la cebolla, la albahaca, el queso feta, el salvado de avena y los huevos. Salpimiente la mezcla. Cuando la mezcla quede homogénea, colóquela en montoncitos en una bandeja forrada con papel vegetal e introdúzcala en el horno. A los 15 minutos, saque la bandeja del horno y deles la vuelta a los bocaditos. Hornéelos de nuevo 15 minutos para terminar la cocción.

Estos bocaditos pueden servir para acompañar unas lonchas de ave o un pollo asado.

Crema de setas con salvado de avena

Preparación: 10 minutos
Cocción: 20 minutos
Para 2 personas

4 cucharaditas de café de salvado de avena
1/2 l de leche desnatada
1 yema de huevo (opcional)
250 g de setas
1 diente de ajo pequeño
4 cucharadas soperas de cebolleta picada
sal y pimienta

Prense el diente de ajo con la parte plana de la hoja de un cuchillo. Lave las setas y deje que se doren durante 10 minutos en una sartén ligeramente engrasada con el diente de ajo y la cebolleta. Mézclelo todo y viértalo en la leche a la que se le habrá añadido el salvado de avena. A fuego medio, vaya removiendo continuamente durante 10 minutos. Un minuto antes de que se acabe de cocer, espese la crema si es necesario con una yema batida. Salpimiente a su gusto.

Crepe integral

Preparación: 15 minutos
Cocción: 6 o 7 minutos
Para 1 persona

200 ml de leche desnatada
1/2 cucharada sopera de maicena
2 lonchas de jamón de pavo
30 g de queso rallado con un 6 % de MG
1 cucharada sopera de salvado de trigo
2 cucharadas soperas de salvado de avena
2 huevos
sal y pimienta

Prepare una salsa bechamel Dukan bien espesa: mezcle en frío 100 ml de leche desnatada con la maicena. Deje cocer la mezcla unos minutos a fuego lento mientras remueve la salsa para que se espese; sazone con sal y pimienta.

Ponga las dos lonchas de jamón de pavo en un plato. Cúbralas con el queso rallado y casque un huevo encima. Ponga el plato en el microondas cubierto con una tapa hasta que la clara esté cocida (2 minutos aproximadamente). En un bol, mezcle el salvado de trigo, el salvado de avena, 5 cucharadas soperas de leche desnatada y 1 huevo. Ponga un poco de aceite en una sartén antiadherente. Cueza la mezcla por los dos lados como una crepe; extienda bien la pasta para que quede fina.

Vierta la bechamel en el crepe y alísela con la parte de detrás de una cuchara. Recúbralo con el jamón y el huevo cocido con la ayuda de una espátula grande. Repliegue los bordes de la crepe y, para terminar, échele una pizca de pimienta con el molinillo.

Empanada de gambas y salmón

Preparación: 5 minutos
Cocción: 2 ó 3 minutos
Para 1 persona

2 cucharadas soperas de salvado de avena
1 cucharada sopera de salvado de trigo
2 claras de huevo
1 tazón pequeño de colas de gamba descongeladas
queso fresco
1 cucharada sopera de crema de queso fresco
3 lonchas de salmón ahumado
sal y especias

Bata las claras a punto de nieve. Incorpóreles el salvado de trigo y el salvado de avena, un poco de queso fresco y las gambas descongeladas. Cueza la torta. Cuando le haya dado la vuelta, esparza por la superficie la cucharada sopera de crema de queso y ponga las lonchas de salmón ahumado. Doble la torta en forma de empanada. Puede añadirle chalotes y perejil.

Empanada de jamón

Preparación: 2 o 3 minutos
Para 1 persona

1 torta Dukan salada
1 loncha de jamón de pollo
crema de queso fresco a voluntad
pimienta

Prepare una torta salada y después póngale por encima la crema de queso, la pimienta y una loncha de jamón de pollo. Ciérrela como una empanada y vuelva a cocerla por ambos lados.

Ficelles picardes

Preparación: 20 minutos
Cocción: 10 minutos
Para 2 personas

2 tortas Dukan saladas
bechamel Dukan (véase p. 113)
un puñado de champiñones cocidos
1 loncha de jamón
nata líquida con un 5 % de MG o queso fresco con un 0 % de MG
crema de queso fresco (optativo)

Prepare pasta para torta con leche en lugar de con queso fresco. Prepare una bechamel Dukan y añádale unos champiñones cocidos. Coloque en cada crepe media loncha de jamón, una cucharada grande de champiñones y, si le gusta, un poco de crema de queso. Enrolle las crepes y colóquelas en una bandeja de horno. Cúbralas ligeramente con la nata líquida o con el queso fresco con un 0% de MG.

Hamburguesa

Preparación: 10 minutos
Cocción: 5 minutos
Para 1 persona

1 torta Dukan salada
1 hamburguesa con un 5 % de MG
1 cucharadita de café de mostaza
1 hoja de lechuga
1/2 cebolla
sal y pimienta
1 huevo frito

Prepare una torta salada. Unte la torta con un poco de mostaza, añada la hamburguesa cocinada, la media cebolla, la lechuga y el huevo frito, y salpimiente al gusto.

Ñoquis de avena a la carbonara

Preparación: 35 minutos
Cocción: 5 minutos
Para 1 persona

1 cucharada sopera de salvado de trigo
3 cucharadas soperas de salvado de avena
1 1/2 cucharadas soperas de queso fresco con un 0 % de MG
100 ml de leche desnatada
sal y pimienta
1 cucharadita de café de maicena
1 pastilla de caldo desgrasado
1 loncha de jamón magro ahumado
1 yema de huevo

Mezcle el salvado de trigo y el salvado de avena lo más finamente posible. Añada una pizca de sal y el queso fresco. Amase la mezcla 2 minutos y después haga una bola con ella. Déjela reposar 5 minutos.

Prepare una salsa bechamel. Mezcle en frío la leche desnatada con la maicena y $1/3$ de la pastilla de caldo previamente desmenuzada. Deje que se cueza unos minutos a fuego lento removiéndola todo el tiempo para que se espese bien. Sazónela con la pimienta. Ponga a hervir agua en una cacerola grande con $1/3$ de la pastilla de caldo.

Corte la bola en cuatro partes. Coja uno de los trozos y hágalo rodar entre las manos para formar un cilindro largo y fino. Póngalo en un plato y córtelo en trocitos de 1,5 cm de largo. Repita la operación con los demás trozos hasta que se acabe la pasta. Corte el jamón magro ahumado en trocitos y rehóguelos en una sartén antiadherente. Añada la bechamel. Vierta los ñoquis en el agua hirviendo. Espere a que suban a la superficie y déjelos cocer 1 minuto más. Sáquelos y deje que se escurran sobre un papel absorbente.

Monte el plato mezclándolo todo y añadiéndole la yema.

Pan bagnat

Preparación: 5 minutos
Sin cocción
Para 1 persona

Para la guarnición
1 torta Dukan salada
atún al natural en conserva
alcaparras
1 hoja de lechuga
1 o 2 rodajas de tomate

Para la mayonesa blanca Dukan
1 o 2 cucharadas soperas de queso fresco con un 0 % de MG
1 yema de huevo (cruda)
especias
tabasco
vinagre

Prepare la mayonesa. Bata la yema con las especias, añada 2 gotas de tabasco y agregue el queso fresco como si fuera aceite, sin dejar de batir. Añada al final un chorrito de vinagre.

Mezcle los otros ingredientes (atún, alcaparras, lechuga y rodajas de tomate) y póngalos como guarnición sobre una torta ya cocinada.

Pan Dukan

Preparación: 5 minutos
Cocción: 10 minutos
Para 1 persona

1 huevo
1 petit-suisse
1 cucharada sopera de maicena, no demasiado colmada
1 cucharadita de café de levadura
especias secas al gusto... pero, atención, ¡no les ponga sal!

Mezcle los ingredientes y viértalos en una bandeja rectangular de 15 x 20 cm. Debe tener un espesor de al menos 5 mm. Recúbralo con una hoja papel vegetal (salvo en el caso de que lo haga en el horno) y métalo en el microondas a potencia máxima durante 5 minutos, o en el horno a 200 °C (termostato 7) durante al menos 10 minutos.

Cuando el pan esté hecho, quítele inmediatamente el papel vegetal y desmóldelo para que no baje.

Paninis a la mozzarella

Preparación: 5 minutos
Cocción: de 6 a 7 minutos
Para 1 persona

1 cucharada sopera de salvado de trigo
2 cucharadas soperas de salvado de avena
3 cucharadas soperas de leche desnatada en polvo
2 huevos
levadura química
aroma de mantequilla
1 bola de mozzarella light *con un 9 % de MG*
1/2 tomate
4 lonchas de cecina

Para preparar la base: mezcle en un bol el salvado de trigo, el salvado de avena, la leche desnatada en polvo, los 2 huevos enteros, 10 gotas de aroma de mantequilla y 1 cucharadita de café de levadura química. Engrase ligeramente una sartén antiadherente. Cocine esta mezcla 30 segundos procurando darle la forma de un gran rectángulo, luego dele la vuelta con la ayuda de una espátula y aparte la sartén del fuego. Córtelo en dos a lo largo.

Corte una bola de mozzarella *light* en láminas y póngalas unos minutos debajo del grill para que pierdan el exceso de agua. Corte el medio tomate en rodajas muy finas y colóquelas sobre la mitad de la base. Añada las lonchas de cecina y ponga encima la mozzarella fundida. Salpiméntelo todo, recúbralo con la otra loncha y prénselo después en un grill eléctrico hasta que la parte exterior quede crujiente.

Pastel de cangrejo y gambas

Preparación: 25 minutos
Cocción: 35 minutos
Para 4 personas

4 huevos
8 cucharadas soperas de salvado de avena
3 cucharadas soperas de salvado de trigo
un sobre de levadura química
6 cucharadas soperas de leche desnatada en polvo
1 lata de migas de cangrejo
200 g de gambas
2 cucharaditas de café de mostaza
sal y pimienta

Ponga el horno a calentar 15 minutos a 200 °C.

En un bol, bata 2 huevos enteros junto con 2 yemas más. Reserve las claras. Añada los salvados, la leche, la mostaza, la levadura, el cangrejo, las gambas, la sal y la pimienta.

Bata a punto de nieve las 2 claras restantes e incorpórelas a la preparación. Introdúzcala en el horno a 180 °C durante 35 minutos.

Pastel de setas

Preparación: 25 minutos
Cocción: 35 minutos
Para 4 personas

8 cucharadas soperas de salvado de avena
3 cucharadas soperas de salvado de trigo
1 bandeja de lonchas de jamón ahumado
1 lata de setas variadas (180 g)
4 huevos
1 sobre de levadura química
6 cucharadas soperas de leche desnatada en polvo
4 cucharadas soperas de queso fresco con un 0% de MG
pimienta, chalotas... pero, sobre todo, ¡nada de sal!

Ponga los champiñones y el jamón ahumado en una sartén para que suelten el líquido. Sofríalos hasta que no quede nada de agua. Déjelos enfriar.

Mientras tanto, en un recipiente mezcle 2 huevos enteros y 2 yemas más junto con el queso fresco, los salvados, la leche desnatada y las especias. Bata las 2 claras restantes a punto de nieve e incorpórelas a la preparación. Resérvela.

Precaliente el horno a 180-200 °C durante 15 minutos. Incorpore la mezcla de champiñones y jamón a la preparación y añada después la levadura química. Mézclelo todo bien. Hornéelo durante 35 minutos a 180 °C.

Perrito caliente

Preparación: 5 minutos
Cocción: 1 ó 2 minutos
Para 1 persona

1 torta Dukan salada
2 salchichas de ave
mostaza

Prepare una torta salada. Póngale encima las salchichas de ave y la mostaza, y enróllela.

Pizza con salmón y puerros

Preparación: 20 minutos
Cocción: 10 minutos
Para 2 personas

4 cucharadas soperas llenas de salvado de avena
2 cucharadas soperas llenas de salvado de trigo
2 huevos enteros
4 claras de huevo
3 cucharadas soperas de leche desnatada en polvo
la parte blanca de 4 puerros
6 quesos frescos con un 0 % de MG
10 cl de nata semiespesa con un 3 % de MG
2 quesos (bajos en grasa) con sabor a emmental
3 lonchas de salmón ahumado
1/2 cucharadita de café de aroma de nuez
sal y pimienta

Prepare la base de la pizza: mezcle en un plato el salvado de avena, el salvado de trigo, la leche desnatada en polvo, los huevos, las claras de huevo y el aroma de nuez. Salpimiente. Engrase ligeramente una sartén antiadherente grande. Vierta la pasta y déjela cocer unos 40 segundos por cada lado.

Precaliente el horno (termostato 6).

Mezcle en un bol los quesos frescos y la nata fresca *light*. Salpimiéntelo. A continuación hornéelo durante 10 minutos (termostato 6).

Pizza de atún

Preparación: 20 minutos
Cocción: 10 minutos
Para 1 persona

1 torta Dukan salada
1 bote de pulpa de tomate
1 cebolla grande
1 cucharadita de café de tomillo, orégano y albahaca
dos pizcas de pimienta de Cayena
180 g de atún al natural
2 cucharadas soperas de alcaparras
60 g de crema de queso fresco
sal

Para preparar la pasta utilice la torta salada. Escurra la pulpa del tomate.

Poche la cebolla en una sartén. Después añada los tomates, las hierbas y la pimienta, y sálelo ligeramente. Déjelo sofreír todo a fuego lento durante 10 minutos. Escurra el atún, desmenúcelo y resérvelo. Extienda la salsa de tomate encima de la torta salada, reparta el atún, las alcaparras y recúbralo con la crema de queso.

Pizza de pollo y pimiento rojo

Preparación: 20 minutos
Cocción: 10 minutos
Para 2 personas

4 cucharadas soperas de salvado de avena
4 claras de huevo
2 cucharadas soperas colmadas de salvado de trigo
2 huevos enteros
1 yema de huevo
3 cucharadas soperas de leche desnatada en polvo
1 pimiento rojo
4 cucharadas soperas de tomate triturado
6 quesos frescos con un 0% de MG
1/2 cucharadita de café de aroma de nuez
aceite de oliva
5 cl de nata semiespesa con un 3% de MG
1 pechuga de pollo grande
sal y pimienta
queso gruyer rallado light

Para preparar la base, mezcle en un plato el salvado de avena, el salvado de trigo, la leche desnatada en polvo, los huevos y las claras adicionales, y el aroma de nuez. Salpimiéntelo todo.

Engrase ligeramente una sartén grande antiadherente. Vierta la pasta y déjela cocer 40 segundos por cada lado.

Precaliente el horno (termostato 6).

Lave y corte en tiras el pimiento rojo. Rehóguelo a fuego lento en una sartén antiadherente con 1 cucharadita de café de aceite de oliva y 2 cucharadas soperas de agua. Remuévalo de vez en cuando mientras espera que el líquido se evapore.

Mezcle en un bol los quesos frescos, la nata *light*, el tomate triturado y la yema de huevo. Salpimiente con moderación.

Extienda la mezcla en la pasta que previamente habrá puesto sobre el papel de aluminio y bajo el grill del horno. Después ponga encima la pechuga de pollo rehogada, las tiras de pimiento y queso el gruyer rallado *light*. Salpimiente e introdúzcalo en el horno. Déjelo durante 10 minutos (termostato 6).

Pizza de salmón y queso

Preparación: 20 minutos
Cocción: 10 minutos
Para 1 persona

3 cucharadas soperas de salvado de avena
3 cucharadas soperas de leche desnatada en polvo
1 huevo y 1 clara de huevo
3 quesos frescos con un 0% de MG
100 g de salmón ahumado
1 cucharada sopera de nata espesa light *con un 3% de MG*
1 queso fundido bajo en grasa con un 2% de MG
sal y pimienta

Prepare la base. Mezcle en un bol el salvado de avena, la leche desnatada en polvo, el huevo y la clara adicional, y la pimienta. Engrase una sartén antiadherente con una gota de aceite extendida con papel absorbente. Deje cocer la pasta 30 segundos por cada lado (la pasta se tiene que ver todavía líquida) y dele la vuelta con la ayuda de una espátula.

Encienda el horno (termostato 6). Ponga la base sobre papel de aluminio y úntela generosamente con los 3 quesos frescos con un 0% de MG. Añada el salmón ahumado. A continuación, cúbralo todo con la cucharada sopera de nata espesa y el queso fundido *light* cortado en daditos. Salpiméntelo y sírvalo caliente.

Pizza océano

Preparación: 20 minutos
Cocción: 10 minutos
Para 1 persona

Para la pasta
1 cucharada sopera de salvado de trigo
2 cucharadas soperas de salvado de avena
2/3 cucharada sopera de queso fresco con un 0 % de MG
3 cucharadas soperas de leche desnatada en polvo
1 clara de huevo (o un huevo entero)
sal y pimienta

Guarnición
3 quesos Carré frescos
100 g de trucha
3 o 4 vieiras
100 g de gambas pequeñas
1 limón
1 cucharada sopera de queso fresco con un 0 % de MG
1 cucharadita de café de mostaza
sal, pimienta y eneldo

Prepare la pasta para una torta, extiéndala sobre papel vegetal dándole la forma de una pizza del tamaño de un plato redondo estándar. Introdúzcalo en la parte central del horno a 200 °C durante unos minutos hasta que la pasta esté bien dorada.

Una vez cocinada la pasta, cubra la pizza con los quesitos,

la trucha, las vieiras, las gambas, el eneldo y una mezcla de queso fresco y mostaza. Añada un chorrito de zumo de limón. Póngalo en el horno al grill durante unos minutos.

Pizza oriental

Preparación: 20 minutos
Cocción: 10 minutos
Para 2 personas

4 cucharadas soperas colmadas de salvado de avena
4 claras de huevo
2 cucharadas soperas colmadas de salvado de trigo
4 huevos enteros
3 cucharadas soperas de leche desnatada en polvo
2 hamburguesas de buey con un 5% de MG
1/2 lata de tomate concentrado
6 quesos frescos con un 0% de MG
1/2 cucharadita de café de aroma de nuez
5 cl de nata semiespesa con un 3% de MG
1 cebolla grande
una pizca de comino en polvo
sal y pimienta
un poco de queso gruyer rallado light

Prepare la base: mezcle en un plato el salvado de avena, el salvado de trigo, la leche desnatada en polvo, 3 huevos, las claras y el aroma de nuez. Salpimiente. Engrase ligeramente una sartén antiadherente grande. Vierta la pasta y deje que se cueza 40 segundos por cada lado.

Precaliente el horno (termostato 6).

Mezcle las hamburguesas con un huevo, la cebolla picada

en láminas finas y 4 cucharadas soperas de concentrado de tomate. Salpimiéntelo y ponga una pizca de comino. Sofría la mezcla en una sartén antiadherente. Resérvela.

Mezcle en un bol los quesos frescos y la nata *light*. Salpimiéntelo con moderación y añada una pizca de comino. Extienda la mezcla sobre la pasta que habrá vertido con anterioridad sobre papel de aluminio. Introdúzcalo en el horno bajo el grill. Ponga después encima la mezcla que ha dejado aparte y añada el resto de concentrado de tomate. Esparza un poco de gruyer rallado *light*. Salpimiéntelo.

Introdúzcalo en el horno y déjelo cocer durante 10 minutos (termostato 6).

Rollitos de pollo

Preparación: 5 minutos
Cocción: 10 minutos
Para 1 persona

1 torta Dukan salada
1 pechuga de pollo fina
1/2 diente de ajo
2 quesos frescos con un 0% de MG
un puñado de champiñones laminados
1 cucharada sopera de cebolleta picada
1 cucharada sopera de perejil picado
sal y pimienta

Prepare una torta salada, córtela en dos partes y resérvela. Aplaste la pechuga con la ayuda de un rodillo de repostería y córtela a lo largo en dos trozos. Engrase ligeramente una sartén antiadherente y rehogue los dos trozos de pechuga 5 minutos por cada lado hasta que estén bien dorados.

Prepare el relleno. Rehogue los champiñones laminados en una sartén con el ajo prensado. Deje que se enfríen. Añada los quesos frescos, la cebolleta y el perejil, y salpimiente. Mézclelo todo bien.

Encima de cada media torta ponga un trozo de pechuga y a continuación una cucharada sopera grande de relleno. Enróllelo todo y pase un palillo para que no se desmonte.

Salmón ahumado sobre una cama de queso y ensalada

Preparación: 10 minutos
Cocción: 2 o 3 minutos
Para 1 persona

2 cucharadas soperas de salvado de avena
2 cucharadas soperas de salvado de trigo
1 huevo
1 cucharada sopera de queso fresco con un 0% de MG
2 cucharadas de queso de encella con un 0% de MG
100 g de salmón ahumado
pimienta
150 g de lechuga Batavia
1 tomate
hierbas a elegir (perejil, albahaca, tomillo, etc.)
especias a elegir (pimentón, comino, apio en polvo, etc.)

Deje escurrir el queso de encella con un 0% de MG durante medio día, hasta que tenga una consistencia similar a la del queso para untar.

Prepare después una torta salada.

Sazone el queso de encella con sal, pimienta, hierbas y especias. Extiéndalo sobre la torta y cúbralo todo con salmón ahumado. Espolvoree con pimienta.

Acompañe este plato con lechuga Batavia y un tomate cortado en rodajas.

Terrina de mariscos

Preparación: 20 minutos
Cocción: 10 minutos
Para 2 personas

2 cucharadas soperas de salvado de trigo
4 cucharadas soperas de salvado de avena
3 cucharadas soperas de queso fresco con un 0% de MG
3 huevos
un buen puñado de mariscos mezclados (frescos o congelados)
sal, pimienta y especias

Mezcle todos los ingredientes hasta obtener una pasta pegajosa. Ponga la pasta en un molde y recúbralo con papel de hornear. Hornéelo a 180 °C (termostato 6) durante unos 30 minutos.

Torta con cecina

Preparación: 25 minutos
Cocción: 45 minutos
Para 1 persona

1 torta Dukan salada
5 o 6 lonchas de cecina
1 cucharada sopera de crema de queso fresco con un 5% de MG

Prepare la base de la torta. Una vez cocida, póngale encima las lonchas de cecina y la crema de queso.

Póngalo en el horno con el grill encendido para que se gratine.

Torta con queso fresco y salmón

Preparación: 30 minutos
Cocción: 15 minutos
Para 1 persona

2 cucharadas soperas de salvado de avena
1 cucharada sopera de salvado de trigo
1 huevo
2 cucharadas soperas de queso fresco con un 0% de MG
pimentón dulce
sal, pimienta y especias al gusto
hierbas al gusto
100 g de queso fresco con un 0% de MG
200 g de salmón fresco sin espinas
1 cucharada sopera de zumo de limón

Ponga a escurrir los 100 g de queso fresco con un 0% de MG sobre un papel absorbente durante la preparación.

Cueza al vapor (10 minutos en el microondas o en la cesta de la olla a presión) el salmón fresco sin espinas, previamente sazonado con 1 cucharada sopera de zumo de limón y 1 cucharadita de café de hierbas mezcladas al gusto.

Haga una torta con el salvado de avena, el salvado de trigo, el huevo, el queso fresco, 1 cucharada de café de pimentón dulce, una pizca de sal y 1 cucharada de café de hierbas elegidas a su gusto.

Sazone el queso fresco con sal, pimienta, hierbas y especias (pimentón, comino, apio en polvo, etc.).

Torta de arenques marinados y mezclum de ensalada

Preparación: 5 minutos
Cocción: 2 o 3 minutos
Para 1 persona

1 torta Dukan salada
1 zanahoria
1/2 cebolla
100 g de arenque ahumado dulce
pimienta de cinco colores
150 g de mezclum de ensalada

Prepare una torta salada.

Mezcle la zanahoria cortada a rodajas, la media cebolla picada y el arenque ahumado.

Extienda copiosamente la mezcla sobre la torta y póngale una pizca de pimienta de cinco colores. Acompañe este plato con *mezclum* de ensalada.

Torta de atún

Preparación: 10 minutos
Cocción: 20 minutos
Para 1 persona

los ingredientes para una torta Dukan salada
1/2 lata de migas de atún
1 huevo adicional
un puñado de cebollitas

Prepare la masa de la torta salada y mézclela con 1/2 lata de migas de atún. Añada el huevo y las cebollitas y hornéelo en una bandeja Pírex pequeña (termostato 6) durante 20 minutos. El tiempo de cocción puede variar según los hornos.

RECETAS DULCES

Bizcochitos de té y menta

Preparación: 5 minutos
Cocción: 1 minuto
Para 1 persona

2 cucharadas soperas de salvado de avena
1/2 cucharadita de café de té verde
2 cucharaditas de café de menta seca finamente picada
4 cucharadas soperas de leche desnatada en polvo
1 huevo y 1 clara de huevo
1 cucharadita de café de levadura
1 cucharadita de café de edulcorante en polvo

Bata el salvado de avena. Mézclelo con la menta finamente picada, el té y la leche en polvo, la levadura y el edulcorante. Añada el huevo batido y la clara y mezcle. Vierta el conjunto en dos ramequines e introdúzcalo en el horno previamente calentado. Deje que se cueza a 180 °C durante 20 minutos.

Cookies crujientes con sabor a capuchino

Preparación: 10 minutos
Cocción: 20 minutos
Para 2 personas

4 cucharadas soperas de salvado de avena
2 cucharadas soperas de salvado de trigo
2 cucharadas soperas de maicena
1 petit-suisse con un 0% de MG
1 yogur natural con un 0% de MG
2 huevos
1/2 sobre de levadura
1 cucharada sopera de café soluble
4 cucharadas soperas de edulcorante en polvo
2 cucharadas soperas de leche desnatada en polvo

Mezcle bien todos los ingredientes. Ponga papel vegetal en la bandeja del horno. Haga entre 20 y 25 montoncitos espaciados y hornéelos durante 20 minutos a 160 °C sin dejar de vigilarlos. Despegue las cookies cuando se hayan enfriado.

Crema de ron y salvado de avena

Preparación: 10 minutos
Cocción: 20 minutos
Para 6 vasitos

1/2 l de leche desnatada
2 hojas de gelatina
1 vaina de vainilla
4 cucharadas soperas de salvado de avena

2 cucharadas soperas de edulcorante en polvo
2 yemas de huevo
1 cucharadita de café de aroma de ron (oscuro o blanco)

Ponga las hojas de gelatina en remojo en agua fría durante 5 minutos. Vierta la leche en una cacerola con una vaina de vainilla previamente partida en dos y rallada por la superficie. Llévela a ebullición y resérvela.

En un bol, bata las yemas, el edulcorante, el salvado de avena y el aroma de ron. Vierta con cuidado la leche sobre la preparación, removiéndola bien. Vuelva a poner la mezcla al fuego y deje que se caliente, pero sin que llegue a hervir. La preparación tiene que espesar un poco. Fuera del fuego, añada las hojas de gelatina y remueva bien. Vierta la preparación en los vasitos, deje que se enfríen a temperatura ambiente y después póngalos en el frigorífico durante 4 horas.

«Financiers» de pistacho

Preparación: 10 minutos
Cocción: 5 minutos
Para 4 financieros

1 cucharada sopera de salvado de trigo
2 cucharadas soperas de salvado de avena
2 claras de huevo
1 cucharada sopera de queso fresco con un 0% de MG
2 cucharaditas de café de maicena
levadura química
aroma de pistacho
aroma de mantequilla
aroma de almendra amarga

edulcorante en polvo
colorante alimentario verde

Precaliente el horno a 180 °C. Bata el salvado de trigo y el salvado de avena lo más finamente posible y resérvelos. Ponga en un bol las claras, 1 cucharadita de café de aroma de pistacho, 5 gotas de aroma de mantequilla, 1 1/2 cucharadas soperas de edulcorante en polvo, 1 cucharadita de café de aroma de almendra amarga y 4 gotas de colorante alimentario verde. Mézclelo todo con la batidora eléctrica hasta que los huevos queden bien espumosos. Añada 1 cucharadita de café rasa de levadura química, el queso fresco con un 0% de MG, la maicena y los salvados, y bata de nuevo durante 1 minuto. Vierta la mezcla en un molde, preferiblemente de silicona (aproximadamente 1 1/2 cucharadas soperas por cada financiero). Baje la temperatura del horno a 140 °C e introdúzcalos a media altura durante 5 minutos sin dejar de vigilarlos.

Gachas de avena

Preparación: 2 minutos
Cocción: 6-7 minutos
Para 1 persona

200 ml de leche desnatada
3 cucharadas soperas de salvado de avena
aroma de vainilla
edulcorante en polvo

Ponga a calentar en una cacerola la leche desnatada con una cucharadita de café de aroma de vainilla. Añada el salvado de avena y mezcle hasta obtener una papilla espesa. Retírela del fuego, endúlcela con edulcorante y consúmala tibia o fría.

Galletas con pepitas de chocolate

Preparación: 10 minutos
Cocción: 20 minutos
Para unas 15 galletas

1 *huevo y 1 yema de huevo*
2 *cucharaditas de café de cacao desgrasado*
1 *cucharada sopera de salvado de trigo*
2 *cucharadas soperas de salvado de avena*
1 *cucharada sopera de maicena*
1 *petit-suisse*
1 *cucharadita de café de levadura*
extracto de vainilla
edulcorante en polvo

Prepare chocolate mezclando el cacao, la yema de huevo y 1 cucharada sopera de edulcorante en polvo. Vierta esta mezcla en una película de plástico y aplástela hasta obtener una tira rectangular un poco espesa. Guárdela en el congelador para que endurezca.

Mezcle en un bol el salvado de trigo y el salvado de avena. Saque el chocolate del congelador, córtelo a cuadraditos y póngalos en un bol. Añada el petit-suisse, la maicena, el huevo, la levadura, la cucharadita de café de extracto de vainilla y 2 cucharadas soperas de edulcorante en polvo. Precaliente el horno a 160 °C. Haga montoncitos espaciados, póngalos en la bandeja del horno sobre la que habrá puesto papel de aluminio e introdúzcalos en el horno.

Déjelo cocer en el horno durante 20 minutos a 160 °C sin dejar de vigilar.

Galletas crujientes de almendra

Preparación: 30 minutos
Cocción: 20 minutos
Para 30 galletas

4 cucharadas soperas de salvado de avena
2 cucharadas soperas de salvado de trigo
1 cucharada sopera de maicena
1 petit-suisse
2 huevos
2 cucharaditas de café de levadura
1 cucharadita de café de almendras amargas
edulcorante

Mezcle en un bol el salvado de avena, el salvado de trigo, la maicena, el petit-suisse, los huevos y la levadura. Añada la cucharadita de café de almendras amargas y 2 cucharadas soperas de edulcorante en polvo.

Haga unos 30 montoncitos espaciados en una bandeja sobre papel de aluminio o vegetal. Hornéelos durante 20 minutos a 180 °C en la rejilla del centro sin dejar de vigilarlos y después saque la bandeja del horno.

Despegue las galletas cuando se hayan enfriado.

Magdalenas de mantequilla

Preparación: 5 minutos
Cocción: 5 minutos
Para 12 magdalenas

1 cucharada sopera de salvado de trigo
2 cucharadas soperas de salvado de avena

2 huevos
2 cucharadas soperas de leche desnatada en polvo
levadura química
aroma de limón
aroma de mantequilla
edulcorante en polvo

Precaliente el horno a 180 °C. Pase por la batidora el salvado de trigo y el salvado de avena y resérvelos. Ponga en la batidora los huevos, media cucharadita de café de aroma de limón, 20 gotas de aroma de mantequilla y 2 cucharadas soperas de edulcorante en polvo, y bátalo todo durante 1 minuto. Añada la leche desnatada en polvo, los salvados y 2 cucharaditas de café de levadura química, y vuelva a batir otro minuto. Ponga una cucharada sopera de esta mezcla por cada magdalena en un molde, preferentemente de silicona. Baje la temperatura del horno a 140 °C y meta las magdalenas en el horno a media altura durante 5 minutos sin dejar de vigilarlas.

¡Atención! ¡Estas magdalenas se hacen muy rápido! Si el molde no es de silicona, métalo en el congelador mientras esté preparando la pasta.

Mini merengues con salvado de avena

Preparación: 1 hora
Cocción: 10 minutos
Para 25 macarrones

2 claras a punto de nieve
2 cucharadas soperas de salvado de avena
aroma de almendra amarga
edulcorante

Separe la yema de 2 huevos y monte las claras a punto de nieve muy firme. Añada el salvado de avena, 1 cucharadita de café de aroma de almendra amarga y 2 cucharadas soperas de edulcorante en polvo. Mézclelo bien con una espátula, procurando que no se corten las claras. Precaliente el horno a 180 °C y ponga papel de aluminio sobre la bandeja del horno. Coja una manga pastelera, o bien confeccione una con una bolsa de congelar, cortando en bisel uno de sus extremos. Ponga dentro la mezcla y haga aproximadamente unos 25 cilindros pequeños sobre el papel. Meta la bandeja en el horno 10 minutos a 150 °C sin dejar de vigilar.

No abra la puerta durante la cocción. Cuando la base esté oscura, apague el horno y deje que se enfríen durante 30 minutos.

Despegue los merengues delicadamente cuando se hayan enfriado.

Muffins *de limón*

Preparación: 5 minutos
Cocción: 15-20 minutos
Para 2 personas

1 cucharada sopera de salvado de trigo
2 cucharadas soperas de salvado de avena
4 cucharadas soperas de leche desnatada en polvo
2 huevos
1 cucharadita de café de aroma de limón
1 cucharadita de café de levadura
edulcorante

Bata el salvado de trigo y el salvado de avena lo más finamente posible. En un bol, mezcle los salvados, la leche desnatada en polvo, 1 huevo entero y una clara, el aroma de limón, la levadura y 1 o 2 cucharadas soperas de edulcorante en polvo. Introduz-

ca la mezcla en dos ramequines en el horno a 180 °C entre 15 y
20 minutos, vigilándolos en todo momento.

Pancake *para matar el hambre*

Preparación: 5 minutos
Cocción: 1 minuto
Para 1 persona

1 cucharada sopera de salvado de trigo
2 cucharadas soperas de salvado de avena
4 cucharadas soperas de leche desnatada en polvo
1 huevo y una clara de huevo
1 cucharadita de café de aroma de vainilla
agua de azahar
edulcorante

Mezcle en un bol el salvado de trigo, el salvado de avena, la leche
en polvo, el huevo y la clara, el aroma de vainilla, 10 gotas de
agua de azahar y 1 o 2 cucharadas soperas de edulcorante en
polvo. Engrase una sartén antiadherente con una gota de aceite
extendida con papel absorbente. Deje que el *pancake* se cocine
30 segundos por cada lado. Dele la vuelta con la ayuda de una
espátula.

Pastel de dos salvados

Preparación: 5 minutos
Cocción: 40 minutos
Para 4 personas

4 cucharadas soperas de salvado de trigo
8 cucharadas soperas de salvado de avena

4 cucharadas soperas de queso fresco con un 0% de MG
4 cucharaditas de café de aroma de almendra amarga
4 cucharadas soperas de edulcorante en polvo para cocinar
1 sobre de levadura química
4 huevos

Mezcle todos los ingredientes hasta obtener una pasta homogénea. Ponga el conjunto en un molde de silicona para *plumcake* de 20 cm de largo y déjelo hornear a 180 °C o con termostato 6-7 durante unos 40 minutos.

Pastel ligero de vainilla y arándanos

Preparación: 25 minutos
Cocción: 45 minutos
Para 6 personas

2 yogures con un 0% de MG aromatizados con vainilla
1 yogur natural con un 0% de MG
4 cucharadas soperas de salvado de avena
2 cucharadas soperas de salvado de trigo
4 huevos
2 cucharadas soperas de maicena
4 cucharadas soperas de edulcorante (al gusto)
aroma de ron oscuro
3 puñados de arándanos

Precaliente el horno (termostato 5) después de haber sacado la rejilla. En una ensaladera, bata las yemas junto con el edulcorante y 1 cucharadita de café de aroma de ron oscuro. Añada los yogures y mezcle bien. Incorpore después los salvados, la maicena, las claras batidas a punto de nieve, removiendo la pasta de abajo hacia arriba. Añada luego los arándanos previamente lavados y secados cuidadosamente con un trapo.

Vierta el conjunto en un molde para *plumcake*, preferiblemente de silicona. Colóquelo en la rejilla y métalo en el horno (termostato 5) durante 45 minutos. El pastel sube bastante, y se vuelve a hundir un poco una vez que sale del horno.

Pastelitos de pistacho y chocolate

Preparación: 10 minutos
Cocción: 20 minutos
Para 1 persona

3 cucharadas soperas de salvado de avena
2 cucharadas soperas de leche desnatada en polvo
2 huevos
1 cucharada sopera de maicena
1 cucharadita de café de de cacao en polvo desgrasado
1/2 cucharadita de café de ron
aroma de pistacho
levadura química
edulcorante en polvo
colorante alimentario verde

Casque los huevos y separe las claras de las yemas. En un bol, mezcle el salvado de avena, la leche desnatada en polvo, las claras, la maicena, 1 cucharadita de café de aroma de pistacho, 1 cucharadita de café de levadura, 4 gotas de colorante verde y 3 cucharadas soperas de edulcorante en polvo, y reserve la mezcla. Engrase dos pequeños moldes antiadherentes con una gota de aceite extendida con papel absorbente. En un recipiente, mezcle las 2 yemas, el cacao en polvo desgrasado, 2 cucharadas soperas de edulcorante en polvo y el ron. Precaliente el horno a 180 °C y llene después los moldes hasta la mitad con la preparación de pistacho. Ponga delicadamente la mezcla de cacao en el centro de los moldes y luego recúbralos con el resto de la preparación de pistacho (no los llene hasta el borde porque suben un poco). Deje que se cuezan durante 20 minutos, vigilando hasta el final.

Tarta de canela

Preparación: 30 minutos
Cocción: 40 minutos
Para 4 personas

3 huevos
edulcorante
25 cl de petit-suisse con un 0% de MG
1 cucharada sopera de canela en polvo
1 vaina de vainilla
1 base de pasta cocinada con la receta de la torta Dukan

Prepare el relleno. Casque los huevos en un bol y bátalos como si fuera a hacer una tortilla. Añada el edulcorante (al gusto) y bata la mezcla hasta obtener una consistencia untuosa. Incorpore a continuación los petit-suisse y la canela, añada la vaina de vainilla, ralle los granitos y añádalos a la preparación.

Forre un molde para tarta con papel de cocinar. Coloque la pasta de la torta en el fondo de la bandeja y deje que se cueza 10 minutos en el horno a 220 °C (termostato 7-8).

Vierta el relleno sobre la base de tarta y hornee durante otros 30 minutos.

Torta de chocolate

Preparación: 5 minutos
Cocción: 2-3 minutos
Para 1 persona

1 torta Dukan dulce
1 yema de huevo
1 cucharadita de café de cacao desgrasado
edulcorante

Prepare una torta dulce. Mezcle la yema de huevo con el cacao desgrasado y añada un poco de edulcorante. Pruébela antes de recubrir la torta con esta mezcla.

Torta de chocolate con canela y anís

Preparación: 5 minutos
Cocción: 2-3 minutos
Para 1 persona

1 torta Dukan dulce
1 yema de huevo
1 cucharadita de café de cacao desgrasado
edulcorante
granos de anís verde
canela

Prepare una torta dulce con chocolate por encima (véase p. 151) y aromatícela con granos de anís verde y con canela al gusto.

Observaciones sobre el salvado de avena

Fabricación y eficacia
Salvado apto para la cocina
y salvado medicinal

Atención, no todas las variedades de salvado de avena tienen los mismos efectos.

Hay varios tipos según su moledura y su cernido.

Las virtudes medicinales del salvado de avena tanto en lo que respecta a su acción sobre el colesterol, el sobrepeso o la velocidad de absorción de los azúcares dependen de sus dos parámetros de fabricación: la moledura y el cernido.

La moledura es la intensidad con la que se muele el salvado y condiciona el tamaño de los granos de este. Existen tres tipos fundamentales de moleduras: la grande, la mediana y la fina. Cada una de ellas se divide, a su vez, en dos submoleduras, una simple y una doble, lo que da un total de seis grados de moleduras que se corresponden con seis tamaños de granos de salvado. El tamaño del grano, resultado del salvado molido, influye en su consistencia y su sabor, su tiempo de cocción y, evidentemente, sus propiedades físicas, su poder de absorción y su viscosidad, que son las características que aseguran su capacidad medicinal.

Una moledura demasiado fina rompe la trama vegetal y las fibras del salvado de avena. Con esta moledura se obtiene un tipo de harina muy útil en la cocina para la preparación de pasteles, muffins, pan o bases de pizza, sin embargo este uso reduce mucho su poder de absorción y su superficie de viscosidad y también su acción medicinal.

Por otro lado, un grano demasiado grande e insuficientemente molido es muy difícil de consumir, adquiere una textura rugosa y pierde su superficie útil de viscosidad.

El cernido es el paso por el tamiz de la avena triturada para separar lo que proviene del grano, muy rico en glúcidos rápidos, y lo que proviene de la envoltura exterior, muy pobre en glúcidos y rico en moléculas de betaglucanos, el activo medicinal del salvado de avena. De este modo, cuanto más cernemos el salvado, más puro, eficaz y rico en betaglucanos es. Un salvado poco cernido resulta muy rico en azúcares rápidos. Es más dulce, tiene mejor sabor, pero es mucho menos eficaz en la lucha contra el sobrepeso.

El estudio de los efectos del salvado de avena en la pérdida de peso, el colesterol, el índice glucémico y el tránsito intestinal muestra que la calidad de los resultados depende del tamaño y la pureza de las partículas de avena, es decir, de una combinación ideal entre su moledura y su cernido.

En función del modo de preparación podemos distinguir dos tipos de salvado: el salvado para la cocina, muy fino y poco cernido, y el salvado medicinal, de una moledura intermedia y de un cernido de gran filtrado.

Los estudios que han permitido definir las acciones de estos diferentes tipos de salvado extraídos de la avena se han llevado a cabo probando distintos productos obtenidos en función del proceso de fabricación. El criterio de eficacia medicinal va acompañado de estudios coprológicos funcionales y de los residuos nutricionales encontrados en las heces en función de las diversas moleduras y cernidos. La importancia medicinal del salvado de avena radica en la ralentización de la digestión y la asimilación de los lípidos y los glúcidos de la masa fecal, lo que provoca la disminución final de las calorías ingeridas.

La mejor moledura es la Media Bis, que produce una partícula algo mayor que la mediana, esto es, la M2bis.

El mejor cernido, el B6, es el que resulta después de pasarlo seis veces por el tamiz, lo que le proporciona un ligero contenido en glúcidos rápidos.

Estos dos índices juntos conforman el índice global M2bis-B6.

La mayoría de los fabricantes, especialmente los anglosajones, comercializan el salvado por sus excepcionales cualidades culinarias y prefieren un salvado de moledura muy fina y de cernido superficial, suave y esponjoso en la boca, pero con escaso interés medicinal.

Algunos estudios e investigaciones recientes han comparado y contrapuesto las cualidades culinarias y las medicinales del salvado de avena. Es muy importante que los productores, fabricantes y distribuidores internacionales adapten su fabricación a la obtención de las numerosas y valiosas cualidades medicinales del salvado de avena.

Si bien es cierto que el coste de obtención del salvado de avena medicinal es un poco más elevado que el del puramente culinario, su interés nutricional también es sin duda superior.

AGRADECIMIENTOS

Para Sylvia.

A los trece años, mi madre me llevó un día aparte y, poniéndome la mano sobre la cabeza, me dijo estas palabras tan sencillas:

«Pierre, escúchame bien, hijo mío. Eres joven, tienes buena salud, eres bastante inteligente, has nacido en una familia acomodada, tienes unos padres que te quieren, estás estudiando y parece que la cosa va bien, y eres un buen chico. Todo esto es demasiado para una sola persona, ¿te das cuenta? Así que, cuando seas mayor, trata de devolverles un poco de todo esto a los que no han sido tan afortunados como tú».

Mi primer agradecimiento, pues, va dirigido a la mujer que me trajo al mundo, que me dio la vida y que me hizo conocer el placer de dar placer.

Entre las personas que han hecho posible la realización de este libro, tengo que darle las gracias especialmente a Carole, cuya presencia y saber hacer solo se ven superados por su modestia.

Gracias también a Ana, por su apoyo y su complicidad.

Gracias a mi mujer y a mis hijos, por haber aceptado todas las horas que he pasado escribiendo este libro y robándoselas a su cariño.

¡Y gracias a la vida, por existir!

ÍNDICE DE RECETAS